101 LUGARES PARA FAZER AMOR ANTES DE MORRER

101 LUGARES PARA FAZER AMOR ANTES DE MORRER

MARSHA NORMANDY · JOSEPH ST. JAMES

Tradução
Alexandre Rosas

BestSeller

CIP-BRASIL. CATALOGAÇÃO-NA-FONTE
SINDICATO NACIONAL DOS EDITORES DE LIVROS, RJ.

N765c
Normandy, Marsha
101 lugares para fazer amor antes de morrer/Marsha Normandy & Joseph St. James; tradução: Alexandre Rosas. — Rio de Janeiro: BestSeller, 2012.

Tradução de: 101 places to have sex before you die
ISBN 978-85-7684-615-4

1. Sexo. I. St. James, Joseph. II. Título: Cento e um lugares para fazer sexo antes de morrer.

11-7917
CDD: 306.7
CDU: 392.6

Texto revisado segundo o novo Acordo Ortográfico da Língua Portuguesa.

Título original norte-americano
101 PLACES TO HAVE SEX BEFORE YOU DIE
Copyright © 2008 by Marsha Normandy and Joseph St. James
Copyright da tradução © 2009 by Editora BestSeller Ltda.

Publicado mediante acordo com Simon Spotlight Entertainment,
um selo da Simon & Schuster, Inc.

Capa: Igor Campos
Editoração eletrônica: FA Editoração

Todos os direitos reservados. Proibida a reprodução,
no todo ou em parte, sem autorização prévia por escrito da editora,
sejam quais forem os meios empregados.

Direitos exclusivos de publicação em língua portuguesa para o Brasil
adquiridos pela
EDITORA BEST SELLER LTDA.
Rua Argentina, 171, parte, São Cristóvão
Rio de Janeiro, RJ — 20921-380
que se reserva a propriedade literária desta tradução

Impresso no Brasil

ISBN 978-85-7684-615-4

Seja um leitor preferencial Record.
Cadastre-se e receba informações sobre nossos lançamentos
e nossas promoções.

Atendimento e venda direta ao leitor:
mdireto@record.com.br ou (21) 2585-2002

Para Michael,
que faz parecer um lugar diferente todas as vezes
— MARSHA

Para o Jarrett, pelo número 24
Todd, pelo número 19
Liza, pelo número 55
Preston, pelo número 45
Jillian, pelo número 58
Paulette, pelo 100
Jesus, pelo 34
Jonathan, pelo 1
David, pelo 23
Heather, pelo 36
Kelly, pelo 37
etc.
— JOSEPH

sumário

INTRODUÇÃO 11

1. A PRAIA 18
2. DEQUE FLUTUANTE 20
3. FESTA DE HALLOWEEN 22
4. FOSSO DO BANCO DE RESERVAS 24
5. O CAPÔ DO CARRO 26
6. DRIVE-IN 28
7. DRIVE-THRU 30
8. BANHEIRO DE AVIÃO 32
9. PROVADOR DE ROUPA 34
10. CONFESSIONÁRIO 36
11. ESCRITÓRIO 38
12. SALA DE XEROX 40
13. MESA DO CHEFE 42
14. ZOOLÓGICO 44
15. COBERTURA EM LAS VEGAS 46
16. NA FRENTE DE UMA CÂMERA 48

17. CONSULTÓRIO DO TERAPEUTA DE CASAL 50
18. CHÃO DA COZINHA 52
19. ATRAÇÕES TURÍSTICAS PÚBLICAS 54
20. QUARTO DE HOSPITAL 56
21. CACHOEIRA 58
22. TELEFÉRICO 60
23. ELEVADOR 62
24. SAUNA 64
25. BANHEIRA DE HIDROMASSAGEM 66
26. EM CIMA DA MÁQUINA DE LAVAR ROUPA 68
27. NA FRENTE DA LAREIRA 70
28. ESCADA 72
29. TÁXI 74
30. CASA EM CONSTRUÇÃO 76
31. LIMUSINE 78
32. CABINE DE FOTO INSTANTÂNEA 80

33. CASA DOS ESPELHOS 82

34. POR TELEFONE 84

35. CHUVEIRO 86

36. ACAMPAMENTO 88

37. BECO 90

38. PELA INTERNET 92

39. WEBCAM 94

40. SECOND LIFE 96

41. CADEIRA 98

42. ACADEMIA 100

43. ALMOXARIFADO 102

44. SAFÁRI 104

45. VIDEOLOCADORA PORNÔ 106

46. LAVA A JATO 108

47. MANSÃO DA *PLAYBOY* 110

48. NAVIO 112

49. SALA DE PILATES 114

50. CASAMENTO 116

51. CASA DOS SOGROS NOS FERIADOS 118

52. MUSEU 120

53. FESTA DE NATAL DA EMPRESA 122

54. CINEMA 124

55. BANHEIRO DE BOATE 126

56. MOTEL BARATO 128

57. ESTÁDIO 130

58. CASA DO VIZINHO 132

59. SHOW EM TEATRO OU ESTÁDIO 134

60. CAMPO DE FUTEBOL DA ESCOLA 136

61. CASA À VENDA 138

62. ESCADA EXTERNA DE INCÊNDIO 140

63. BOTE INFLÁVEL 142

64. MOTO 144

65. DEBAIXO DO PÍER DA PRAIA 146

66. POMAR DE MAÇÃS 148

67. CAVALO 150

68. MONTE DE NEVE 152

69. CENTRAL PARK 154

70. CABINE TELEFÔNICA 156

71. CEMITÉRIO 158

72. CAMA ELÁSTICA 160

73. TOBOGÃ E TREM FANTASMA 162

74. CARNAVAL 164

75. CAMPO DE GOLFE	*166*	
76. ESTACIONAMENTO SUBTERRÂNEO	*168*	
77. BALÃO	*170*	
78. PISCINA	*172*	
79. NO FENO	*174*	
80. SEU QUARTO DE INFÂNCIA	*176*	
81. MEGA STORE	*178*	
82. FLIPERAMA	*180*	
83. CASA NA ÁRVORE	*182*	
84. BRINQUEDOS DA PRACINHA	*184*	
85. MONTANHA-RUSSA	*186*	
86. LABIRINTO NO MILHARAL	*188*	
87. RODA-GIGANTE	*190*	
88. BALSA	*192*	

89. CARRUAGEM NO CENTRAL PARK *194*

90. TELHADO/TERRAÇO *196*

91. CAIAQUE *198*

92. BIBLIOTECA *200*

93. CAMAROTE DE ÓPERA *202*

94. REDE *204*

95. ESTUFA *206*

96. TREM *208*

97. CARROSSEL *210*

98. PONTE *212*

99. REUNIÃO DA ANTIGA TURMA DA ESCOLA *214*

100. PÁTIO DA FACULDADE *216*

101. ESCOLHA DO LEITOR *218*

introdução

Há muitas coisas na vida que você deveria fazer antes de morrer: sair do seu quarto e fazer sexo selvagem em outro lugar é uma delas. Você se lembra da primeira transa, se lembra da pior e, sem dúvida, deveria viver alguns momentos especiais para se lembrar de algo entre as duas.

Há uma história bem conhecida sobre Bob Eubanks, apresentador do *The Newlywed Game*. Dizem que ele perguntou "Qual o lugar mais estranho em que você já fez amor?" O participante, reza a lenda, teria respondido: "Acho que foi na bunda, Bob." Temos quase certeza de que não foi isso que o Bob quis dizer.

Para a maioria das pessoas, a cama é o lugar onde tudo começa: a mão boba, o riso nervoso, a sensação de euforia de que VOCÊ ESTÁ FAZENDO SEXO MESMO! Sem dúvida, você aprendeu uma porção de macetes e é provável que já reconheça razoavelmente do que gosta. Está na hora de colocar todo esse arrojo e autoconfiança na estrada, por assim dizer, e virar a página.

Qual o lugar mais estranho onde você já fez sexo? Se essa pergunta hoje fica sem resposta, temos algumas sugestões a fazer — 101 sugestões, para sermos exatos. Alguns dos lugares que selecionamos são de difícil acesso, outros são perigosos, outros ainda são interessantes exatamente porque vocês podem ser flagrados. Alguns prometem ser divisores de águas sobre os quais vocês irão contar para os netos (brincadeirinha... mas você e seu parceiro ou parceira vão rir a respeito durante anos — e talvez até voltar lá para repetir a dose). No mínimo, são ótimas desculpas para convencer seu parceiro ou parceira a ir a um novo lugar nas férias ou fazer com que tope um programinha cultural.

Se você está na faculdade, deverá conseguir realizar um a um os itens da lista sem maiores dificuldades. Isso porque ainda tem flexibilidade suficiente para caber em lugares estreitos, e, se for pego, sempre poderá atribuir a culpa aos "arroubos da juventude". Se você já está bem avançado na idade adulta e ainda precisa sair dos limites do próprio quarto, bem... melhor começar o quanto antes. Cento e uma ideias representam uma lista bem grande, e há muitas outras questões importantes na vida — a compra da casa própria, filhos, trabalho, nenhum Viagra à mão. Se você já passou dos 65, apostamos que já pode marcar qualquer um dos lugares citados. Um estudo recente mostra que as pessoas da terceira idade estão mais sexualmente ativas do que nunca. Se você está recebendo sua aposentadoria ou pensão e está nos lendo, "benza Deus".

Duas orientações para ajudá-lo a tirar o máximo proveito deste livro: inserimos um quadradinho para você marcar quando tiver conseguido completar o ato em cada lugar, demos a opção de marcar se repetiria ou não a façanha, e também deixamos um espaço para seus comentários (é claro que você não se esqueceria, mas fica sendo um bom ponto de referência). E, embora rigorosamente falando, você possa dar conta de dois lugares num único encontro, digamos, entrando em ação no chão da cozinha (número 18), na casa de seus sogros durante um feriado (número 51), por que iria querer

12 INTRODUÇÃO

fazer isso? Não é o fim que importa, mas o caminho que leva até ele. (Eca!) Lembre-se de seu professor de ciências do sexto ano e use camisinha. Além disso, use a cabeça. Não tente fazer nada que não seja adequado às suas limitações físicas ou que você possa considerar especialmente desconfortável ou perigoso. Aproveite o máximo de lugares interessantes, excitantes, ousados e picantes que puder — mas não se descuide da segurança.

ícones

Use os seguinte ícones para planejar cada aventura e maximizar o prazer da experiência. Cada um dos 101 lugares é classificado numa escala de 1 (moleza) a 5 (só para *experts*).

dificuldade

local pode ser fisicamente desconfortável e/ou pouco higiênico

risco de prisão

gorjeta ou suborno pode ser necessário

risco de vexame

especialmente adequado para parceiros de mesmo sexo

melhor se for feito rápido

quadradinho para marcar

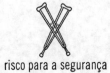
risco para a segurança

101 LUGARES PARA FAZER AMOR ANTES DE MORRER

1

a praia

▶ **Data em que realizou:** _____ de _____ de _____

▶ **Lugar:** _____

▶ **Devo repetir a experiência?** Sem dúvida / Talvez / Nunca mais

▶ **O que é necessário:** toalha, lanterna, depilação

▶ **Riscos:** cortes, afogamento, tubarão

▶ **Observações:** _____

_____

_____

_____

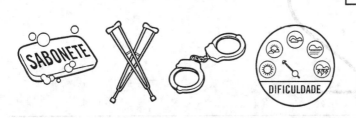

Fantasia consagrada, praticamente um clichê. Se você já transou na praia, sabe que a experiência é menos como no filme *A um passo da eternidade*, e mais "Como é que eu vou tirar toda essa areia da minha bunda?". Mas, oh, o som das ondas, a sensação do mar lambendo seus pés — é claro que dá para entender toda essa aura de atração.

Para quem está decidido a concretizar essas fantasias repletas de sal e espuma, sugerimos um meio-termo que irrite menos a pele: a torre vazia do salva-vidas. Sejamos honestos: pelo menos uma ou um de vocês já sonhou, na adolescência, em fazer isso com o salva-vidas ou a salva-vidas. (E se *já* fez com ele ou ela, palmas para você. Conte-nos como foi que conseguiu.) Essas torres geralmente são feitas para acomodar dois salva-vidas sentados lado a lado, o que permite um bom espaço de manobra. Chegar lá em cima já é metade da graça, mas leve uma lanterna se o sol já tiver se posto e a única luz que houver for do luar. Uma toalha tamanho grande deve ajudar bastante a manter a areia fora da jogada. Mas observe que, se a situação ficar animada demais, há o risco de um dos dois despencar acidentalmente lá do alto. Mas normalmente existe um belo monte de areia na frente da torre para aterrissagens de emergência, e, com isso, as chances de sobrevivência são bastante altas.

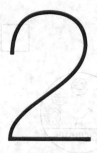

deque flutuante

▶ **Data em que realizou:** _____ de _____ de _____

▶ **Lugar:** _____

▶ **Devo repetir a experiência?** Sem dúvida / Talvez / Nunca mais

▶ **O que é necessário:** toalha, depilação

▶ **Riscos:** queimadura de sol, farpas, afogamento, cãibra, jacarés

▶ **Observações:** _____

_____

_____

Não podemos provar, mas temos quase certeza de que os deques flutuantes foram inventados para que os monitores de acampamento mais safadinhos pudessem se divertir longe dos olhares indiscretos de seus impressionáveis pupilos. Seus dias de colônia de férias e de acampamento de verão podem ter ficado no passado remoto, mas, se você nunca transou num deque flutuante, essa estrutura oscilante continua exercendo atração. Fora o fato de terem de nadar até lá, a estratégia é bastante simples, e se um dos dois consegue nadar com uma toalha enrolada na cabeça, melhor ainda. Deques flutuantes são o máximo... mas também têm farpas. Cuidado para não tocar no fundo (do lago).

A primeira vez que você experimentar fazer sexo num deque flutuante, escolha o período noturno, quando é menos provável que sejam vistos por outros banhistas. Para usuários avançados, experimente em plena luz do dia. Porém, isso exige mais criatividade. Um dos dois se segura na escada enquanto o outro executa algumas ousadas manobras submarinas. Sorria e acene para seus amigos que passam ao largo no jet-ski, sem desconfiar de nada.

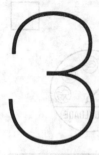

3

festa de halloween

▶ **Data em que realizou:** _____ de _____ de _____

▶ **Lugar:** _____

▶ **Devo repetir a experiência?** Sem dúvida / Talvez / Nunca mais

▶ **O que é necessário:** fantasia, máscara

▶ **Riscos:** calor em excesso, o armário não abrir por dentro

▶ **Observações:** _____
_____
_____
_____

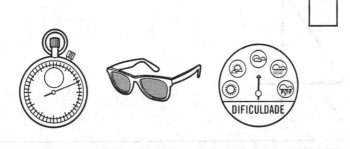

Nada é mais excitante do que fazer com um estranho... que você já conhece. Onde mais você e seu parceiro/parceira podem realizar suas fantasias eróticas anonimamente, no melhor estilo JFK-Marilyn Monroe? Numa Festa de Halloween, as emoções e os desafios serão especialíssimos.

Planeje-se com bastante antecedência e dedique especial atenção à escolha da fantasia. Teoricamente, uma roupa bem soltinha e folgada, que dê espaço para os dois, permitirá ocultar as atividades safadinhas com razoável discrição, mas o espaço de manobra ficará bastante comprometido. Se você ficar atrás, estará restrito à parte do corpo diante do rosto — e isso pode não ser muito agradável. Por outro lado, duas fantasias bem elaboradas podem esconder o ato por completo se você fizer tudo direitinho. Dica: evite a fantasia que estiver no auge da moda. Se você apalpar a elfa errada e o "Frodo", namorado dela, estiver por perto, a chapa pode esquentar para o seu lado.

4

fosso do banco de reservas

▶ **Data em que realizou:** _____ de _____ de _____

▶ **Lugar:** _____

▶ **Devo repetir a experiência?** Sem dúvida / Talvez / Nunca mais

▶ **O que é necessário:** substituição!

▶ **Riscos:** jogadas desleais, mosquitos, policiais indiscretos

▶ **Observações:** _____

_____

_____

_____

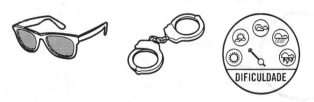

Torcedores fanáticos vão considerar uma blasfêmia fazer sexo no fosso do banco de reservas na lateral de um campo de futebol. Mas, em nossa opinião, trata-se tão somente de realizar uma fantasia que tínhamos aos vinte e poucos anos e faltou coragem (e não é exatamente esse o objetivo deste livro?).

Na hora de escolher o lugar certo para vocês, resista à tentação de procurar um estádio grande ou até mesmo de médio porte. A não ser que você seja um jogador famoso, não vai rolar. Mas um campo pequeno costuma ser acessível — às vezes até demais. Não deixe de passar no local antes para dar uma verificada básica; vai que já é um point de encontro manjado? Nada seria mais constrangedor do que topar com seu próprio filho ou filha na hora em que você está tentando dar umazinha!

5

o capô do carro

▶ **Data em que realizou:** _____ de _____ de _____

▶ **Lugar:** _____

▶ **Devo repetir a experiência?** Sem dúvida / Talvez / Nunca mais

▶ **O que é necessário:** o carro, obviamente (quanto mais maneiro, melhor)

▶ **Riscos:** mossas, superaquecimento do motor

▶ **Observações:** _____

_____

_____

_____

Como qualquer um que já tenha terminado o ensino médio pode lhe confirmar, sexo no carro não é isso tudo que todo mundo fala, mesmo que o rádio esteja tocando "Born to Run". A questão é que é totalmente desconfortável, principalmente se você não tem mais 17 anos. Claro, se for numa van, é outra história. (Mas não numa minivan. Fazer ao som de "Paradise by the Dashboard Light" no estacionamento de um posto de gasolina depois de ter comprado papinhas e lencinhos umedecidos para bebês é apenas... lamentável.)

O *capô* do carro já são outros quinhentos. Transmite a ideia de satisfação imediata, algo que não pode esperar. Significa que vocês não se seguraram até chegar em casa para rasgar as roupas um do outro, e isso é muito excitante. Os riscos dependem, em grande parte, do local onde pararam o carro. Primeiro, faça um "test drive" em sua própria garagem e veja como se sente. (Tome cuidado para não pressionar acidentalmente o botão do controle remoto que abre a garagem.) Depois, você pode meter o pé na estrada: fazer num parque arborizado, numa bela paisagem, numa praia...

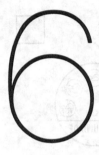

drive-in

▶ **Data em que realizou:** _____ de _____ de _____

▶ **Lugar:** _____

▶ **Devo repetir a experiência?** Sem dúvida / Talvez / Nunca mais

▶ **O que é necessário:** carro

▶ **Riscos:** carro apertado, freio de mão solto, alavanca de câmbio

▶ **Observações:** _____

_____

_____

_____

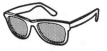

DIFICULDADE

Se você decidiu que quer fazer dentro do carro, então pelo menos faça num lugar que tenha clima: um drive-in. O desafio, na verdade, é encontrar um que ainda funcione. (Um drive-in abandonado pode ter seu lado positivo, mas não conta para nossos objetivos. Fácil demais.) Pense nisso como uma façanha histórica — quando os drive-ins tiverem sumido do mapa, é improvável que retornem algum dia.

Não é necessário estacionar longe de todo mundo; as janelas vão ficar embaçadas em pouco tempo. Se os dois têm um estilo mais agitado e espalhafatoso, um filme de ação com muitos efeitos sonoros pode ajudar a disfarçar a bagunça, mas por que desperdiçar a chance de fazer seu parceiro/a ficar até o final de um dramalhão romântico? Mas cuidado: se o romance for *O segredo de Brokeback Mountain* e ele ficar mais interessado no que se passa na tela do que em seus seios, está na hora de vocês terem uma conversinha.

7

drive-thru

▶ **Data em que realizou:** _____ de _____ de _____

▶ **Lugar:** _____

▶ **Devo repetir a experiência?** Sem dúvida / Talvez / Nunca mais

▶ **O que é necessário:** carro

▶ **Riscos:** colisão traseira, artérias entupidas

▶ **Observações:** _____

_____

_____

_____

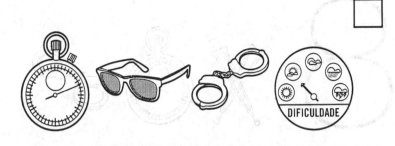

Quantas vezes você já entrou no drive-thru de um fastfood e acabou metido numa fila de 15 carros dando uma volta ao redor da lanchonete? Conhecemos um modo de fazer o tempo voar. Como você deve imaginar, tem sexo na história. Você só dispõe de alguns minutos, mas existe melhor forma de abrir o apetite do que uma mão boba aqui, ou talvez até um oralzinho básico? Se suas janelas tiverem filme de proteção ou algum tipo de bloqueio visual, melhor ainda. Caso contrário, um sobretudo ou cobertor por cima de seu parceiro/parceira deverá ser suficiente para uma degustação tranquila do lanchinho.

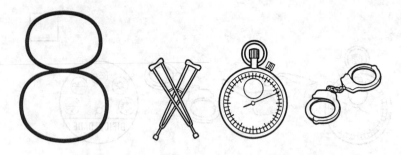

banheiro de

▶ **Data em que realizou:** _____ de _____ de _____

▶ **Lugar:** _____

▶ **Devo repetir a experiência?** Sem dúvida / Talvez / Nunca mais

▶ **O que é necessário:** nada

▶ **Riscos:** turbulência, cãibra

▶ **Observações:** _____
_____
_____
_____

avião

No mundo pós-11 de Setembro, ter acesso ao clube de milhagem pode ser algo bastante estressante. Embora não tenhamos as estatísticas oficiais, é seguro presumir que todos aqueles agentes federais à paisana, voos lotados e comissários com olhos de lince têm dissuadido muita gente que adoraria pegar um avião, mas não sob tais condições. Mas, se você tem estômago para riscos elevados, ainda vale a pena riscar os céus.

Só se aventure a transar em banheiro de avião sob o manto da escuridão, quando a maioria dos demais passageiros estiver no quinto sono. Aguarde até o momento em que as luzes da cabine forem apagadas e siga seu parceiro/parceira sem demora na direção do toalete. Lá é bem apertado, mas vocês dão um jeito. Na hora de sair, tenha uma desculpa preparada para o caso de alguém notar que vocês violaram a regra de um de cada vez. Se for outro passageiro, dê uma piscadinha cúmplice para o segredinho que vocês agora compartilham. Se for uma comissária de voo a dar o flagrante, você está ferrado. Pergunte se tem algum advogado a bordo.

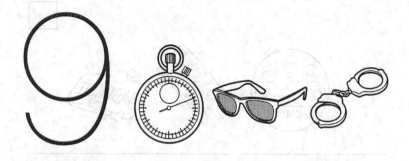

provador de roupa

▶ **Data em que realizou:** _____ de _____ de _____

▶ **Lugar:** _____

▶ **Devo repetir a experiência?** Sem dúvida / Talvez / Nunca mais

▶ **O que é necessário:** roupas para poder "experimentar"

▶ **Riscos:** vendedoras, alfinetes esquecidos, "sujou, pagou"

▶ **Observações:** _____

_____

_____

_____

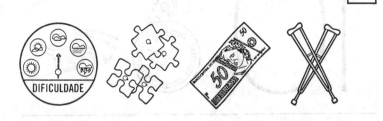

Compras e sexo... pode haver uma combinação mais sedutora? Se você for mulher, eis uma forma maravilhosa de apresentar seu parceiro aos inúmeros prazeres do varejo. Se for homem e sua namorada precisar ser convencida com jeitinho, o provador de roupa é uma boa introdução para o não convencional. A ideia de fazer companhia a você nas compras pode funcionar como mais um atrativo.

Prefira provadores com divisórias que fecham até o chão, embora aqueles que deixam uma passagem na parte inferior também sejam aceitáveis. Provadores coletivos e aqueles divididos por cortina são péssima ideia, por razões óbvias.

Para evitar a bandeira de deixar quatro pernas à mostra numa única cabine, um dos dois deve subir no banco que em geral existe nesses locais. É para isso que eles servem.

Saiba que algumas lojas podem ter espelhos de visão dupla nos provadores, ou seja: você pode estar oferecendo um showzinho particular para o pessoal da segurança. É claro, dependendo do gosto do casal, isso pode ser um motivo a mais para a experiência.

▶ **Dica:** Na hora de se vestir, cuidado para você e seu parceiro/parceira não botarem acidentalmente um produto da loja que não foi comprado. Nada tira o prazer de um bom boquete como um processo por furto.

10

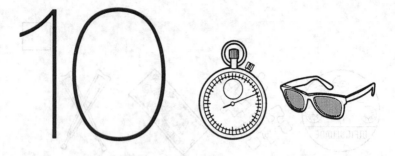

confessionário

▶ **Data em que realizou:** _____ de _____ de _____

▶ **Lugar:** _____

▶ **Devo repetir a experiência?** Sem dúvida / Talvez / Nunca mais

▶ **O que é necessário:** cobertor escuro, penitência, terço (para o perdão), doação (para o caso de o terço não funcionar)

▶ **Riscos:** farpas, excomunhão, olhares indiscretos

▶ **Observações:** _____

_____

_____

_____

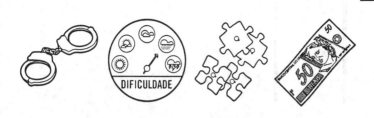

"Perdão, padre, pois eu pequei"... não é bem isso que esperamos ouvir durante as preliminares, certo? Supomos que a maioria dos leitores pode estar se sentindo pouco à vontade com a ideia de dar uns amassos mais intensos num templo religioso. Embora isso seja compreensível — até mesmo admirável —, há outra forma de ver a coisa. O único sexo aprovado pela Igreja é aquele praticado entre casados, heterossexuais e sem qualquer tipo de controle da natalidade; quer dizer, o mais provável é que o papa já esteja bastante aborrecido com você. Em vez de arrastar todos esses pecados mortais por aí durante semanas até conseguir um tempinho para ir se confessar, por que não combinar as duas coisas numa sessão rápida e disciplinada de 2 em 1? Será tremendamente difícil para vocês entrarem no confessionário sem serem percebidos durante uma missa, por isso evite os domingos, assim como os feriados mais importantes, como a véspera de Natal e a Páscoa, quando as igrejas costumam lotar. *Ego te absolvo a peccatis tuis in nomine Patris, et Filii, et Spiritus Sancti. Amen.*

▶ **Observação:** Não vale se seu parceiro for o padre. Assim não é um desafio.

11

escritório

▶ **Data em que realizou:** _____ de _____ de _____

▶ **Lugar:** _____

▶ **Devo repetir a experiência?** Sem dúvida / Talvez / Nunca mais

▶ **O que é necessário:** nada

▶ **Riscos:** segunda-feira de manhã, fofoca de corredor

▶ **Observações:** _____

_____

_____

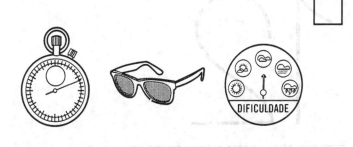

A verdade é que, embora diversos romances possam acontecer bem debaixo do nariz do RH, um amasso mais ousado no trabalho é algo razoavelmente menos comum. Porque são raros os colegas de trabalho que você realmente deseja ver pelados. Porém, mais importante que isso: quando chegamos à idade de ser responsáveis o suficiente para manter um emprego de verdade, já aprendemos do modo mais difícil que nenhum orgasmo vale os anos de "bons-dias" sem graça e sorrisos amarelos que, inevitavelmente, virão depois. Recomendamos veementemente que você só concretize uma interação desse tipo no escritório com alguém que não verá no cubículo ao lado no dia seguinte tentando disfarçar o mesmo arrependimento e embaraço.

12

sala de xerox

▶ **Data em que realizou:** _____ de _____de _____

▶ **Lugar:** _____

▶ **Devo repetir a experiência?** Sem dúvida / Talvez / Nunca mais

▶ **O que é necessário:** cartucho novo de toner, limpador multiuso

▶ **Riscos:** tatuagens identificáveis, marcas de nascença

▶ **Observações:** _____

_____

_____

_____

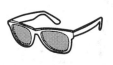

Se você, porém, *já estiver* envolvido num caso secreto no trabalho, então é de se presumir que os dois têm uma ótima tolerância a riscos. A máquina de xerox permite correr sérios riscos no relacionamento — e ainda rende uma lembrancinha divertida no final do encontro!

Mantenha essa aventura estritamente fora do horário de expediente. ("ter uma aventura" é sexy, "ficar desempregado" não). Espere pelo menos três horas após a saída de seu último colega de trabalho (caso alguém retorne para buscar uma bolsa ou celular esquecido). Sábados e domingos podem ser mais seguros, dependendo dos hábitos de trabalho de seus colegas. Quando tiver certeza de que só ficaram vocês dois no andar, encaminhem-se à sala de xerox. Se você já passou o dia inteiro tentando resolver aqueles emperramentos de papel que acontecem 15 vezes consecutivas, sabe que essas máquinas são bastante frágeis. Deve caber ao parceiro/parceira mais leve (presumivelmente, a mulher) o lugar em cima do vidro, enquanto o mais pesado (o homem) fica na frente da máquina. Então, basta pressionar os botões "copiar", "cor" e "frente e verso" (evite o botão "reduzir" — ele não vai gostar muito) e veja o que sai do outro lado!

Para aumentar a diversão, envie as cópias por fax aos amigos (antigos colegas de faculdade, por exemplo) e inimigos (ex-namorados/namoradas). Lembre-se apenas de cortar o cabeçalho de identificação da origem do fax.

13

mesa do chefe

▶ **Data em que realizou:** _____ de _____ de _____

▶ **Lugar:** _____

▶ **Devo repetir a experiência?** Sem dúvida / Talvez / Nunca mais

▶ **O que é necessário:** papel-toalha (ou não)

▶ **Riscos:** Se você for pego, qualquer funcionário do McDonald's terá melhor perspectiva de futuro profissional do que você

▶ **Observações:** _____

_____

_____

_____

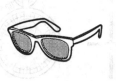

Não ganhou de seu chefe o bônus de fim de ano que você merecia? Chegou a hora de empatar esse jogo. Encontre um voluntário/voluntária, penetre furtivamente na sala dele/dela à noite, afaste a foto de família e os outros objetos pessoais, e "mãos à obra".

Trepar na mesa do seu ou da sua chefe fará com que você nunca mais volte a olhar para ele ou ela do mesmo jeito. Recomendamos este item mesmo que tenha de realizá-lo sozinho!

Nota: Resista à tentação de deixar qualquer tipo de vestígio para trás. A não ser que você já tenha sido demitido.

14

zoológico

▶ **Data em que realizou:** _____ de _____ de _____

▶ **Lugar:** _____

▶ **Devo repetir a experiência?** Sem dúvida / Talvez / Nunca mais

▶ **O que é necessário:** nada

▶ **Riscos:** cocô de macaco, lágrimas de crocodilo

▶ **Observações:** _____

_____

_____

_____

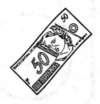

O zoológico pode ser um lugar extremamente excitante... todo aquele clima primitivo, de retorno à natureza, desperta os instintos. A jaula dos macacos é um lugar especialmente inspirador para as preliminares. Não há muitos lugares com privacidade no zoológico. Mas existem algumas exposições que garantem um escurinho providencial: os locais em que ficam os morcegos, os répteis e muitas vezes os pinguins permanecem no breu completo e mal dá para enxergar um palmo diante do nariz. Se a sua posição for boa o suficiente, pode até ser saudada por uma bela píton albina durante as atividades. E não deixe de apreciar as serpentes do ofidiário também.

15

cobertura em Las Vegas

▶ **Data em que realizou:** _____ de _____ de _____

▶ **Lugar:** _____

▶ **Devo repetir a experiência?** Sem dúvida / Talvez / Nunca mais

▶ **O que é necessário:** coragem de apostar, sorte, dinheiro para rasgar (porque é o que você vai fazer)

▶ **Riscos:** viciar-se no jogo, jogo viciado

▶ **Observações:** _____

_____

_____

_____

Como *não* fazer sexo se você está hospedado numa cobertura em Las Vegas? O correto seria fazer sexo em *toda parte* — na cama (de preferência, em cima de um monte de dinheiro que vocês acabaram de ganhar), na banheira em forma de coração, na varanda que dá a volta no prédio com vista para toda a cidade. É claro, conseguir uma cobertura sem pagar pelos valores astronômicos exige um jeitinho todo especial. Pode tentar subornar a camareira para olhar para o outro lado por alguns minutos, mas ela pode apenas se sentir ofendida (ou porque é incorruptível ou porque a propina não foi alta o bastante — pode acontecer qualquer uma das duas coisas em Las Vegas). Mas acredite em nossa palavra: meter-se com os seguranças do cassino é uma aposta da qual você sai perdendo.

É estranho dizer isso, já que estamos falando de Las Vegas, mas trata-se de um lugar em nossa lista em que ser honesto é a melhor política. Espere até ter sorte o suficiente (ou ser doido o suficiente, dependendo de como encara esse tipo de coisa) para conseguir do modo correto uma suíte na cobertura num hotel de Las Vegas. Sem o medo de ser preso pesando sobre seus ombros, a única coisa que ocupará sua cabeça será o jogo, o sexo e a Cher. (Para gays, não necessariamente nessa ordem.)

16

na frente de uma câmera

▶ **Data em que realizou:** _____ de _____ de _____

▶ **Lugar:** _____

▶ **Devo repetir a experiência?** Sem dúvida / Talvez / Nunca mais

▶ **O que é necessário:** câmera, bronzeador falso, maquiagem, bebida

▶ **Riscos:** os pais aprenderem a usar o Google

▶ **Observações:** _____

_____

_____

_____

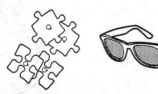

Pode acreditar em nossa palavra (bem, pelo menos, na de um de nós): fazer na frente de uma câmera tem seus prós e contras. Por um lado, se você for realmente exibicionista, não existe nada mais sensual. Por outro, pode ser que você ache a experiência simplesmente traumatizante. Só porque a *sensação* é bacana, não quer dizer que o *visual* também seja. Astros pornôs têm acesso a toda uma equipe de apoio — maquiadores profissionais, especialistas em iluminação, contrarregras — a que você, presumivelmente, não tem. Mas, se você e seu amado/amada tiverem autoestima surpreendentemente elevada (ou um ótimo senso de humor), então, por favor, jogue-se. Mantenha-se no básico para começar (não é a melhor hora para tentar o "candelabro italiano" ou alguma outra posição que você viu numa revista feminina) e, por favor, use um tripé. Ninguém fica excitado com um close interminável na imagem tremida de um pé.

E não deveria ser necessário dizermos isto, mas, no caso de você ser jovem e ingênuo e ainda ter de aprender por que as palavras *vingativo* e *ex* aparecem juntas com tanta frequência na mesma frase, fique com o arquivo. ~~O amor~~ A internet é para sempre.

17

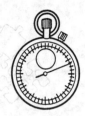

consultório do terapeuta

▶ **Data em que realizou:** _____ de _____ de _____

▶ **Lugar:** _____

▶ **Devo repetir a experiência?** Sem dúvida / Talvez / Nunca mais

▶ **O que é necessário:** algo que faça barulho

▶ **Riscos:** quer você gaste a sessão de 45 minutos falando ou trepando, vai lhe custar 300 paus de qualquer maneira

▶ **Observações:** _____

_____

_____

_____

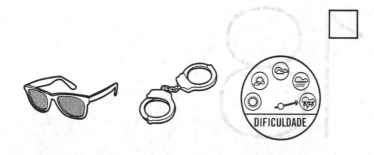

de casal

Não deixa de ser um lugar complicado (a não ser que você esteja pegando o próprio conselheiro/conselheira matrimonial), uma vez que, em geral, são três pessoas no recinto. (Mas não deixe que isso o iniba. Pode acabar se revelando tudo que seu casamento precisava, e, nesse caso, acabamos de lhe poupar uma fortuna, o que significa que você pode investir na cobertura em Las Vegas [número 15]).

Tente marcar uma consulta noturna, o mais tarde possível. Enquanto o conselheiro está na sala atendendo outros clientes, transe na sala de espera. Ou ainda melhor: espere o momento de ser atendido e diga a ele que vocês precisam de uns minutinhos a sós depois de um desentendimento especialmente sério. (Simule uma discussão violenta, se for preciso.) Aproveite bem esses minutinhos, e vocês poderão retornar à sala com um sorriso de orelha a orelha. O conselheiro vai pensar que tem poderes mágicos, mas vocês dois saberão o que realmente funcionou...

18

chão da cozinha

▶ **Data em que realizou:** _____ de _____ de _____

▶ **Lugar:** _____

▶ **Devo repetir a experiência?** Sem dúvida / Talvez / Nunca mais

▶ **O que é necessário:** frutas e legumes

▶ **Riscos:** alergia a certos alimentos, animais de estimação famintos, a pessoa com quem você divide o apartamento aparecer

▶ **Observações:** _____

_____

_____

_____

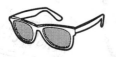

Para quem foi jovem nos anos 1980, impossível esquecer *9 semanas ½ de amor*, aquele filme que passava altas horas da noite estrelando um Mickey Rourke ainda sexy seduzindo uma Kim Basinger de olhos vendados com uma grande variedade de saborosos comestíveis (calda de chocolate, tomate, pimenta etc.) — tudo no chão da cozinha de seu requintado loft nova-iorquino. O filme é péssimo, mas a cena é quentíssima, e ensinou toda uma geração para o que, *realmente*, servem os cubinhos de gelo.

Não deve ser necessária qualquer grande preparação para deixar o ambiente acolhedor. Aliás, a espontaneidade é grande parte do apelo dessa ideia. Enquanto estiverem tirando a roupa um do outro, podem ir procurando todo tipo de molhos e alimentos para passar no parceiro/parceira, pois o divertido é improvisar com o que estiver à mão. Uma advertência: se a geladeira de seu parceiro for parecida, por dentro, com a da maioria dos homens que conhecemos, sugerimos tentar isso em sua casa (a não ser que você ache pizza dormida e uma solitária lata de cerveja excitantes).

19

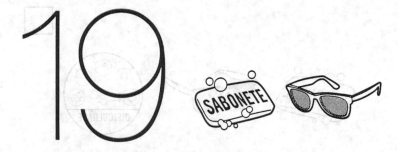

atrações turísticas

▶ **Data em que realizou:** _____ de _____ de _____

▶ **Lugar:** _____

▶ **Devo repetir a experiência?** Sem dúvida / Talvez / Nunca mais

▶ **O que é necessário:** binóculos, mula

▶ **Riscos:** seguranças, turistas, despenhadeiros

▶ **Observações:** _____

_____

_____

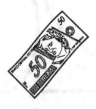

públicas

O que existe de mais bacana quando falamos de pontos turísticos públicos é que, normalmente, trata-se de amplos espaços que combinam ótimas oportunidades para uma rapidinha com um agradável passeio cultural. Você pode aprender um monte de coisas sobre a história do país e tirar a roupa ao mesmo tempo. Por que não seria bacana? Alguns pontos turísticos públicos são mais adequados que outros. Lugares como as pirâmides ou ruínas astecas, no Novo México, são, além de ótimos registros históricos, lugares bastante românticos. Evite tentar a sorte em lugares como a Estátua da Liberdade ou o Lincoln Memorial, onde a segurança não tem muito senso de humor.

Garantimos que você nunca mais esquecerá sua visita ao Grand Canyon se acrescentar um pouco de pimenta à mistura. Pague um passeio em lombo de mula a um desfiladeiro distante. Nosso conselho? Se forem fazer, façam ao cair da noite. Esse momento não recebe o poético nome de "hora mágica" à toa.

20

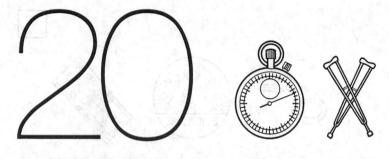

quarto de hospital

- ▶ **Data em que realizou:** _____ de _____ de _____
- ▶ **Lugar:** _____
- ▶ **Devo repetir a experiência?** Sem dúvida / Talvez / Nunca mais
- ▶ **O que é necessário:** cama ajustável, cortina
- ▶ **Riscos:** visita da enfermeira, companheiro de enfermaria

- ▶ **Observações:** _____
_____
_____
_____

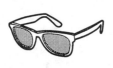 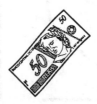

Claro, poucas pessoas acham que o hospital é um lugar romântico. Se você estiver internado, provavelmente não está se sentindo tão disposto assim. Depois de uma semana se recuperando em cima de um leito, é difícil pensar em sexo, e, sinceramente, talvez nem a Angelina Jolie seja capaz de ficar sexy naquele camisolão que eles põem na gente. Dito isso, há algumas coisas que você pode fazer com seu doente amado para ajudá-lo a se recuperar mais rápido.

Embora ele possa não estar pronto para a ação, nenhum homem despreza um bom trabalho manual (e se o problema envolve um braço direito fora de combate, ele ficará profundamente agradecido). Mas lembre-se: não basta simplesmente puxar a cortininha em volta do leito. A não ser que você queira proporcionar a todo o pessoal do hospital um espetáculo de sombras que eles jamais esquecerão, é fundamental que você se posicione de maneira estratégica.

Se o trabalho manual não for suficiente, uma rápida estimulada mútua pode levantar o moral de ambos. Ou tire vantagem do péssimo design das camisolas de hospital e aproveite as delícias de uma brincadeira pela porta dos fundos.

21

cachoeira

▶ **Data em que realizou:** _____ de _____ de _____

▶ **Lugar:** _____

▶ **Devo repetir a experiência?** Sem dúvida / Talvez / Nunca mais

▶ **O que é necessário:** nada

▶ **Riscos:** limo, hipotermia

▶ **Observações:** _____

_____

_____

_____

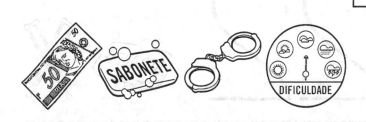

Não, não estamos sugerindo que você faça uma viagem às cataratas do Iguaçu e entre pelado num barril. É inevitável que dois idiotas tentem isso um dia, mas combinar esportes radicais com sexo não nos parece uma ideia muito inteligente.

Quando dizemos "sexo na cachoeira", estamos falando de quedas-d'água pequenas, comuns, que podem ser encontradas facilmente. Embora talvez não tenham o mesmo atrativo das Cataratas do Iguaçu e de outras quedas-d'água famosas, não será preciso evitar turistas e você não acabará morto — duas grandes vantagens. Você pode planejar com antecedência ligando para o departamento que administra os parques de sua cidade e perguntar onde fica a cachoeira mais próxima ou pode esperar um mergulho espontâneo da próxima vez que fizer um passeio pelo campo e se deparar com uma simpática quedinha de pouco mais de 2m. A sensação é fantástica, mas a água pode estar bastante gelada. Esteja preparado para o efeito-encolhimento.

Se você acha que sexo e água combinam, mas sente falta de algumas comodidades, então as cachoeiras artificiais foram feitas para você. Recomendamos um resort no Caribe ou um spa mais requintado. A água tem controle de temperatura, até a temperatura ambiente é controlada, e depois vocês podem comemorar a aventura com piñas coladas no bar da piscina.

22

teleférico

▶ **Data em que realizou:** _____ de _____ de _____

▶ **Lugar:** _____

▶ **Devo repetir a experiência?** Sem dúvida / Talvez / Nunca mais

▶ **O que é necessário:** esquis, manteiga de cacau

▶ **Riscos:** choque térmico em lugares difíceis de explicar

▶ **Observações:** _____

_____

_____

_____

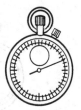 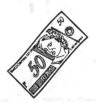

Claro, dar uns amassos mais ousados num teleférico pode, de início, parecer um gigantesco "Não, obrigado". Em primeiro lugar, tem a baixa temperatura da altitude. Certas partes do corpo jamais deveriam ser expostas ao fator vento congelante e, quando você tiver conseguido vencer todas as camadas de roupa, já estará dando a volta no topo da montanha para começar a descer. Mesmo assim, quantas oportunidades você terá ao brincar suspenso com as pessoas lá embaixo sem fazer ideia do motivo pelo qual a corda está balançando de um modo tão estranho?

O melhor é escolher um teleférico numa encosta longa e íngreme, para maximizar o tempo de subida. Uma montanha não tão alta não lhe dará tempo suficiente, e tentar alguma gracinha num teleférico aberto será apenas constrangedor para ambos. Uma propina pode assegurar que o operador reserve uma gôndola só para vocês, que terão um quarto de hotel suspenso movendo-se lentamente. Tenha à mão uma nota de vinte reais para dar ao rapaz no topo caso você e seu parceiro/parceira queiram ficar lá em cima (da montanha, quero dizer).

23

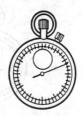

elevador

▶ **Data em que realizou:** _____ de _____ de _____

▶ **Lugar:** _____

▶ **Devo repetir a experiência?** Sem dúvida / Talvez / Nunca mais

▶ **O que é necessário:** edifício alto, um sobretudo tamanho grande, cabo (aquele que fica dentro de suas calças)

▶ **Riscos:** elevador panorâmico, paradas de emergência, cabo (aquele que sustenta o elevador) se romper

▶ **Observações:** _____
_____
_____
_____

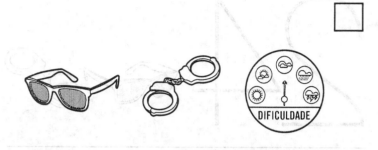

Assim como acontece com o teleférico (número 22), o tempo também está contra você neste aqui, mas os elevadores impõem ainda outros obstáculos. É preciso planejar com atenção e contar com uma boa dose de sorte para não ser pego. Além do óbvio risco de as portas abrirem para uma plateia de horrorizados espectadores (shoppings e hotéis — especialmente durante o dia — devem ser evitados por esse motivo), a maioria dos elevadores hoje está equipada com minúsculas câmeras de vigilância. (E se você acha que cobrir a lente com espuma de barbear em spray ou coisa parecida resolve o problema, está enganado. Isso não só vai chamar a atenção, como os elevadores também têm um alto-falante embutido para as emergências. Portanto, embora ninguém possa mais vê-los, você realmente vai querer que a segurança fique ouvindo esse tipo de trilha sonora?)

A melhor opção é planejar tudo com antecedência. Os dois já devem ir preparados (não perca segundos preciosos tentando tirar a roupa íntima) e usando um sobretudo bem comprido para ocultar a ação. Se os dois gostarem de algo mais primitivo, então o elevador de carga com suas paredes acolchoadas pode ser a melhor pedida (vocês também podem conseguir pará-lo entre andares sem que ninguém note para ter mais alguns minutos de "serviço"). Elevadores que vão direto para determinados andares sem parar podem garantir que não haverá interrupção, mas estes só devem ser considerados para os extremamente hábeis, porque são *rápidos*.

24

sauna

▶ **Data em que realizou:** _____ de _____ de _____

▶ **Lugar:** _____

▶ **Devo repetir a experiência?** Sem dúvida / Talvez / Nunca mais

▶ **O que é necessário:** estar com o coração funcionando perfeitamente

▶ **Riscos:** ataque do coração, o vapor esconder que parte do corpo pertence a quem

▶ **Observações:** _____

_____

_____

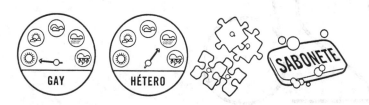

Este é uma dádiva para os gays. Seja porque a maioria das saunas é unissex ou porque os homens gays já perceberam há muito tempo que nada esconde melhor "aquilo" do que uma grossa cortina de vapor, é extraordinariamente fácil se dar bem numa sauna. Mas saiba que a gerência e o pessoal da limpeza — para não falar dos heterossexuais, que só estão ali para suar — farão um escarcéu se vocês forem pegos.

Os leitores heterossexuais verão que esta é especialmente difícil de realizar. A sauna do vestiário unissex da academia está fora de questão, assim como a sauna da maioria dos hotéis. É impossível entrar nelas sem chamar a atenção. Talvez você seja rico e tenha uma sauna em casa (ou, ainda melhor, conheça alguém rico e se ofereça para cuidar da casa para ele). Mas também pode visitar a Finlândia, onde a sauna foi inventada e é impossível caminhar 15m sem tropeçar em uma. A maioria é unissex, e roupa de banho e toalhas são estritamente proibidas — por isso, você e seu parceiro/parceira terão maiores chances de não chamar a atenção. Cuidado com o olhar atento do *saunameister* (o cara que joga água sobre as pedras. E, não, não estamos inventando isso. É esse mesmo o nome da figura).

25

banheira de hidromassagem

▶ **Data em que realizou:** _____ de _____ de _____

▶ **Lugar:** _____

▶ **Devo repetir a experiência?** Sem dúvida / Talvez / Nunca mais

▶ **O que é necessário:** nada

▶ **Riscos:** micose, infecção urinária

▶ **Observações:** _____

_____

_____

_____

Sexo numa banheira de hidromassagem é meio clichê e, para sermos francos, soa melhor como ideia do que é na prática. Normalmente, não é tão prazeroso para a mulher. Costuma haver problemas associados à lubrificação. Além disso, o entra e sai da água pode facilmente fazer com que ela contraia uma infecção urinária. (Desculpem sermos tão estraga-prazeres, mas estaríamos sendo negligentes se não fizéssemos o alerta.) Mais um fato interessante: se alguém lhe disse que não é possível engravidar transando numa banheira, esse alguém estava *mentindo*!

Porém, banheiras num resort de estação de esqui valem o esforço. Do lado de fora, abaixo de zero. Dentro da banheira, a coisa fervendo. Sugerimos um *esquenta* caprichado dentro dela e depois partir para os finalmentes no item "Na frente da lareira" (número 27).

26

em cima da máquina de

▶ **Data em que realizou:** _____ de _____ de _____

▶ **Lugar:** _____

▶ **Devo repetir a experiência?** Sem dúvida / Talvez / Nunca mais

▶ **O que é necessário:** roupa suja

▶ **Riscos:** água sanitária, máquina de lavar fora da garantia

▶ **Observações:** _____
_____
_____
_____

lavar roupa

Com um pouco de imaginação, até mesmo os lugares mais simples e triviais podem se transformar num delicioso antro de perdição. Não é preciso ir mais longe do que a área de serviço. Fazer sexo em cima da máquina de lavar é como ir a um motel cafona com cama vibratória — porém, melhor, porque é de graça e provavelmente mais limpo. Eis uma chance para que os dois lavem a roupa suja em casa. Tirem a roupa, ponham-nas na máquina, ajustem para "lavagem completa" (por que limitar o tempo a um mero "molho" de 20 minutinhos?), e mostre a seu parceiro/parceira c-c-como vo-vo-você e-e-e-está e-e-e-excitado/e-e-e-excitada. Sexo na área de serviço dá outro sentido à expressão "deusa do lar". Quando os dois estiverem vibrando a dois mil rpm, até o bom e velho papai e mamãe irá se converter numa aventura excitante que exigirá equilíbrio e mira de especialista.

Pontos extras se chegarem à centrifugação.

27

na frente da lareira

▶ **Data em que realizou:** _____ de _____ de _____

▶ **Lugar:** _____

▶ **Devo repetir a experiência?** Sem dúvida / Talvez / Nunca mais

▶ **O que é necessário:** fósforos, atiçador, extintor de incêndio

▶ **Riscos:** fagulhas, inalar fumaça

▶ **Observações:** _____

_____

_____

_____

DIFICULDADE

M uitos escritores já viveram romances e se apaixonaram diante da lareira (e com "escritores" estamos querendo dizer os deste livro). É universal e óbvio, nós sabemos, mas nada como tirar a roupa na frente da lareira e observar as labaredas fazendo as sombras dançarem sobre o corpo do amante. O que queremos dizer é que o brilho do fogo faz todo mundo parecer lindo, sincero e seu para toda a eternidade — não importa como ele ou ela é quando o fogo se apaga e a iluminação não é mais tão favorável. Aproveite o momento.

28

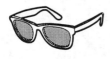

escada

▶ **Data em que realizou:** _____ de _____ de _____

▶ **Lugar:** _____

▶ **Devo repetir a experiência?** Sem dúvida / Talvez / Nunca mais

▶ **O que é necessário:** cobertor (opcional)

▶ **Riscos:** vizinhos, queimadura por fricção, síndico

▶ **Observações:** _____
_____
_____
_____

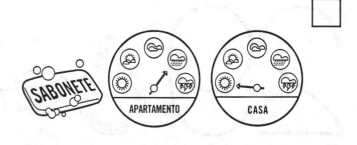

Sexo na escada permite que vocês experimentem o prazer na diagonal. Como a maioria das casas tem um segundo andar ou um porão, esta não deve ser difícil de realizar.

Quem mora em apartamento terá de priorizar uma escada de prédio, o que dá certo, desde que seja rápido e não seja seu próprio prédio (a não ser que você queira arriscar que os vizinhos fiquem trocando comentários maldosos sobre a sua bunda na reunião de condomínio).

Além do mais — e isso deveria ser óbvio, mas diremos de qualquer forma para nossos leitores menos brilhantes —, limite suas atividades aos degraus *de baixo*. A maioria das escadas é feita de concreto ou coberta com carpete, que é abrasivo. Se você perder o equilíbrio quando estiver no alto, será um mês de gesso ou então uma bela queimadura por fricção.

29
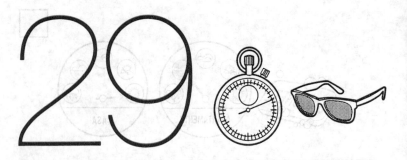

táxi

▶ **Data em que realizou:** _____ de _____ de _____

▶ **Lugar:** _____

▶ **Devo repetir a experiência?** Sem dúvida / Talvez / Nunca mais

▶ **O que é necessário:** motorista compreensivo

▶ **Riscos:** quebra-molas

▶ **Observações:** _____
_____
_____
_____

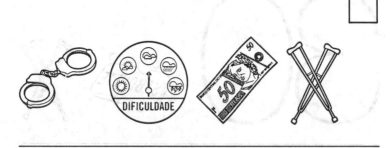

Nós entendemos que a ideia de fazer sexo num táxi pode tê-lo feito parar para pensar por um instante. Alguns carros têm um cheiro bastante... ativo. E existe também o problema mais sério de ficar de amassos na frente (mais precisamente, atrás) de um completo estranho. Mas não se preocupe com isso. Não há *nada* que os motoristas de táxi ainda não tenham visto. Desde que ninguém vomite e que a gorjeta seja boa, a maioria não vai dar a menor bola para o que está acontecendo ali atrás.

O melhor é pegar um táxi na saída de uma boate. Na hora de fechar, frequentadores bêbados e animadinhos se transformam em passageiros bêbados e animadinhos, por isso o motorista já está praticamente esperando que aconteça algo de mais ousado ali atrás. Passe uma nota de 20 para ele e aproveite a longa volta para casa. Mas, se estiver com pouca grana, o motorista pode ficar um pouco irritado ao olhar pelo espelho retrovisor e ver que apenas um de vocês está olhando para a frente. Explique humildemente que seu amigo/amiga está procurando a lente de contato, dê logo aquela nota de 20 ou termine em casa o que vocês começaram.

30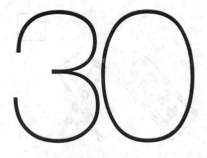

casa em construção

▶ **Data em que realizou:** _____ de _____ de _____

▶ **Lugar:** _____

▶ **Devo repetir a experiência?** Sem dúvida / Talvez / Nunca mais

▶ **O que é necessário:** capacete de obra, cinto de ferramenta

▶ **Riscos:** tétano

▶ **Observações:** _____
_____
_____
_____

DIFICULDADE

P or que não satisfazer sua curiosidade sobre a divisão interna do casarão que está sendo construído no fim da rua? Não existem melhores boas-vindas do que batizá-lo com seu toque todo pessoal. Cuidado com os pregos enferrujados!

A maioria das casas em construção fica destrancada ou a chave é deixada em algum lugar suficientemente óbvio. Primeiro, certifique-se de que a obra não esteja tão adiantada que o alarme já tenha sido instalado. (Evite as casas quase acabadas por esse motivo, é arriscado demais.) Se a água já foi ligada e os banheiros já foram ladrilhados, sirvam-se e tomem um animado "banho de spa". Se os ladrilhos da cozinha já foram postos, façam a cena da comida em *9 ½ semanas de amor* (Observação: se você tem menos de 30 anos, pode ter de alugar o DVD para entender essa parte). Se nada disso o atrair, tente a seguinte fantasia: finja que seu parceiro/parceira é o novo vizinho/vizinha e trate de conhecer o novo morador/moradora da rua como manda o figurino! Também não faria mal viver algumas fantasias envolvendo a clássica figura do pedreiro. (Admita, você já teve essa fantasia.)

31

limusine

▶ **Data em que realizou:** _____ de _____ de _____

▶ **Lugar:** _____

▶ **Devo repetir a experiência?** Sem dúvida / Talvez / Nunca mais

▶ **O que é necessário:** frigobar, limusine negra (qualquer outra cor é cafona)

▶ **Riscos:** perder o voo, contribuição excessiva à emissão de carbono

▶ **Observações:** _____

_____

_____

_____

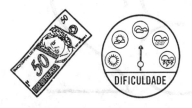

Sexo numa limusine envolve os mesmos passos que sexo num táxi (erguer o vidro separatório, dar uma gorjeta ao motorista etc.), mas não dá para comparar de modo algum as duas coisas. Um é uma situação sem maiores atrativos, e muitas vezes desafia os limites da higiene. O outro o cerca de luxo e requinte para a situação. É como comparar Britney Spears e Maria Callas só porque as duas são cantoras.

Nossa classificação situa este tipo de transa em 3,5 no dificultômetro não porque sexo numa limusine, em si, seja tão difícil de conseguir. Porque não é. Mas encontrar uma oportunidade para alugar uma pode ser uma perspectiva intimidadora se você não é um formando com uma festa de formatura que se aproxima ou uma celebridade com mais um evento na agenda. Teoricamente, você pode alugar uma e passear sem rumo pelo seu bairro, mas isso pode parecer um pouco extravagante demais. Sugerimos que você se esbalde numa limusine da próxima vez que tiver de ir ao aeroporto. Vasculhe as opções quentes do cardápio e comece a aproveitar as férias antes da decolagem. Quando já tiver aproveitado algumas das opções do menu de bordo, reveze com seu parceiro/parceira e fique de pé botando o corpo para fora pelo teto solar enquanto seu parceiro/parceira continua a brincadeira ali embaixo. (Cuidado para não bater a cabeça em nenhum obstáculo. Ui!)

32

cabine de foto

▶ **Data em que realizou:** _____ de _____ de _____

▶ **Lugar:** _____

▶ **Devo repetir a experiência?** Sem dúvida / Talvez / Nunca mais

▶ **O que é necessário:** moedas

▶ **Riscos:** imagem borrada (imagine sua foto da carteira de habilitação — mas sem roupa)

▶ **Observações:** _____

_____

_____

_____

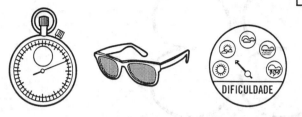

instantânea

O modo como você vai encarar uma cabine de fotos depende de você considerar se o copo está meio cheio ou meio vazio. Os pessimistas vão reclamar dizendo que a cortininha que protege o usuário não cobrirá as pernas e as partes íntimas. Assim, a não ser que você queira receber os aplausos dos clientes da drogaria ao lado, atividade abaixo da linha da cintura está fora de cogitação. Mas pessoas do tipo "copo meio cheio" veem a mesma cortininha como uma oportunidade para uma aventura cheia de riscos, desde que apenas as peças de cima sejam retiradas.

Infelizmente, quaisquer fotos obtidas durante a sessão serão íntimas demais para usar no passaporte, por isso recomendamos ou destruir todas as provas logo em seguida ou escondê-las em local seguro. Ou, se você for do tipo ousado, tire mais umas dez fotos e compre cola e tesoura quando estiver saindo da loja. Que tal um "álbum de recortes"?

33

casa dos espelhos

▶ **Data em que realizou:** _____ de _____ de _____

▶ **Lugar:** _____

▶ **Devo repetir a experiência?** Sem dúvida / Talvez / Nunca mais

▶ **O que é necessário:** líquido limpa-vidros

▶ **Riscos:** ver a si mesmo nu em ângulos dos quais até Deus duvida

▶ **Observações:** _____

_____

_____

_____

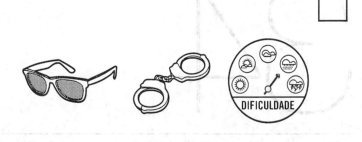

Quer ter a sensação de sexo grupal sem precisar de fato se encostar em uma porção de outras pessoas nuas? Na primeira oportunidade, procure um labirinto de espelhos. Fazer sexo num lugar desses é como participar de uma orgia, só que com apenas duas pessoas! Não é preciso ter medo de ser flagrado: quando a entediada funcionária que toma conta do lugar encontrar você de verdade, e não sua imagem refletida, você já estará longe. Sugerimos um passeio recatado pelos corredores espelhados antes para encontrar o caminho oculto. Assim, não perderá um minuto sequer quando estiver lá dentro para a ação. (Também pode ser boa ideia deixar uma trilha de migalhas de pão, caso tenha de fugir correndo.) E lembre-se: só porque não podem pegá-lo, não quer dizer que não possam vê-lo — esse é o paraíso dos exibicionistas!

34

por telefone

▶ **Data em que realizou:** _____ de _____ de _____

▶ **Lugar:** _____

▶ **Devo repetir a experiência?** Sem dúvida / Talvez / Nunca mais

▶ **O que é necessário:** telefone, voz sexy

▶ **Riscos:** "Está conseguindo me ouvir agora?"

▶ **Observações:** _____

_____

_____

_____

Em termos da satisfação obtida, sexo por telefone fica entre sexo de verdade e masturbação. Embora nunca chegue a ser tão bom quanto sexo ali, no duro, se a sua parceira/parceiro estiver longe, é uma alternativa apimentada a uma revista mais safadinha e um pouco de lubrificante na mão. Sexo por telefone definitivamente tem seus encantos, mas existem algumas regras básicas que não devem ser esquecidas:

SIM	NÃO
1. Use a própria linha.	1. Ponha no viva-voz.
2. Mantenha um paninho por perto.	2. Deixe a chamada em espera.
3. Ligue para o número certo.	3. Use teleconferência para enciumar o parceiro/parceira.

35

chuveiro

▶ **Data em que realizou:** _____ de _____ de _____

▶ **Lugar:** _____

▶ **Devo repetir a experiência?** Sem dúvida / Talvez / Nunca mais

▶ **O que é necessário:** água corrente, espuma, ducha ao ar livre (para uma experiência mais emocionante)

▶ **Riscos:** dedos enrugados, falta d'água

▶ **Observações:** _____

_____

_____

Veja, *todos nós* somos pessoas ocupadas. É trágico, mas a primeira coisa a ser cortada quando as horas não são suficientes para cumprir todas as tarefas do dia é o sexo. E isso é realmente uma pena, sobretudo quando há uma solução prontinha nos aguardando ali mesmo, no banheiro. Sexo no chuveiro é o sonho de quem precisa administrar várias tarefas ao mesmo tempo. Você toma banho todos os dias de manhã, de qualquer forma. Por que não convidar seu parceiro/parceira para brincar com seu patinho de borracha enquanto os dois se ensaboam, se enxaguam e repetem a operação? (Além disso, quem não fica mais interessante todo molhado?) É uma excelente maneira de começar bem o dia, e muito mais revigorante do que qualquer coisa que você poderia encontrar numa Starbucks.

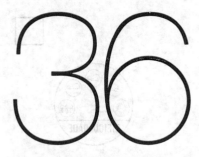

acampamento

▶ **Data em que realizou:** _____ de _____ de _____

▶ **Lugar:** _____

▶ **Devo repetir a experiência?** Sem dúvida / Talvez / Nunca mais

▶ **O que é necessário:** saco de dormir individual, repelente de insetos

▶ **Riscos:** plantas tóxicas, picadas de cobra, animais selvagens

▶ **Observações:** _____
_____
_____
_____

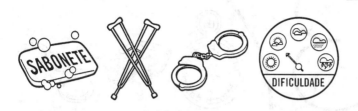

Fora frequentar uma colônia de nudismo, não existe melhor maneira de entrar em comunhão com a natureza do que fazer sexo na natureza. Existe algo mais romântico do que ver o corpo de seu amante iluminado pelas estrelas enquanto as aves noturnas, os grilos e as pererecas proporcionam a mais deliciosa sinfonia?

Na natureza selvagem seria a melhor experiência, mas também admitimos sexo no acampamento pago, desde que seja numa barraca, e não num trailer. (Estar num trailer não é estar na natureza, é estar num motel sobre seis rodas.) Mas esteja avisado de que o que você ganha em privacidade perde em autenticidade (embora possa compensar um pouco fazendo você mesmo os sons de diversos animais).

E, fumantes, por favor, a não ser que queiram encarar um júri de criaturas do mato extremamente irritadas durante o julgamento por incêndio criminoso, evite acender aquele cigarrinho pós-coito.

37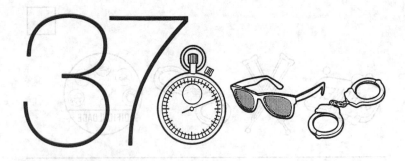

beco

▶ **Data em que realizou:** _____ de _____ de _____

▶ **Lugar:** _____

▶ **Devo repetir a experiência?** Sem dúvida / Talvez / Nunca mais

▶ **O que é necessário:** nada

▶ **Riscos:** ratos, baratas

▶ **Observações:** _____
_____
_____
_____

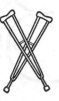

Se você pretende fazer sexo num beco, provavelmente é porque não tem mais para onde ir. Talvez as pessoas que dividem o apartamento com você estejam em casa, ou sua família esteja hospedada com você, ou vocês dois estejam tão bêbados que não conseguem se lembrar onde moram — seja qual for o motivo, seria mais aconselhável escolher outro lugar. Mas nós entendemos. Você deve estar bem desesperado (ou bêbado) para ignorar as superfícies pegajosas, o lixo exalando mau cheiro e todas as porcarias em volta.

Mesmo assim, pelo simples fator do aspecto proibido, sexo num beco pode ser algo bastante excitante — desde que vocês façam de pé. Embora possam pensar que isso limita as opções, sejam criativos. Se os prédios estiverem bem juntos, um dos dois pode utilizar as paredes para subir e nivelar rosto com quadril. Agora, troquem. (É como um 69, só que à prestação.) Mas, em hipótese alguma, nenhuma parte de seu corpo deve tocar o chão imundo, por isso deixe para fazer o papai e mamãe em casa.

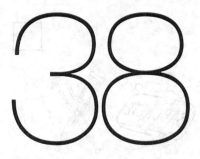

pela internet

▶ **Data em que realizou:** _____ de _____ de _____

▶ **Lugar:** _____

▶ **Devo repetir a experiência?** Sem dúvida / Talvez / Nunca mais

▶ **O que é necessário:** banda larga, endereço de e-mail especial

▶ **Riscos:** DSTs, pervertidos, descobrir que o usuário EuCurtoSadoMasô é seu irmão

▶ **Observações:** _____

_____

_____

_____

Todo mundo tem uma história de horror para contar sobre encontros que nasceram na internet: o cara de 1,90m que você concorda em ir conhecer num café tem na verdade 1,65m (e é disléxico), as fotos faziam jus à realidade de, talvez, dez anos e 15kg atrás, a pessoa é "mais ou menos" solteira etc. Mesmo assim, hoje em dia há um quê de antiquado em se procurar o amor num bar numa sexta à noite. Você não terá entrado de verdade no século XXI se não tiver se envolvido com alguém pela internet.

Será preciso decidir se é sexo ou romance o que você procura. Você não encontrará um relacionamento duradouro na seção de encontros casuais do Craigslist, e não encontrará o homem dos seus sonhos no Manhunt. Esses sites funcionam bem para uma saída sem compromisso, mas, se você está atrás de algo mais sério, sites de namoro são boas escolhas. Faça uma pesquisa aprofundada neles. Candidatos on-line a namorados partem do princípio de que a foto que você pôs no perfil é a mais bonita, atraente e, em resumo, a melhor que você já tirou na vida. Antes de tirar a foto, aumente suas chances: invista num novo corte de cabelo, escolha uma camiseta bacana e pegue um solzinho para dar aquela bronzeada.

Ah, e minta. Todo mundo mente.

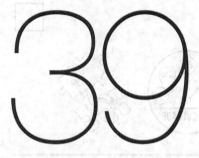

webcam

▶ **Data em que realizou:** _____ de _____ de _____

▶ **Lugar:** _____

▶ **Devo repetir a experiência?** Sem dúvida / Talvez / Nunca mais

▶ **O que é necessário:** computador, webcam, nobreak

▶ **Riscos:** congelamento do sistema

▶ **Observações:** _____

_____

_____

_____

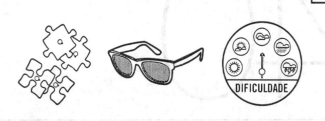

Agora que todo mundo pode comprar uma câmera para o computador por um preço razoável na loja de informática mais próxima, é um mistério por que alguém que busca uma aventura sem compromisso ainda sai de casa. Praticamente sem gastar tempo, com alguns cliques do mouse (e um cartão de crédito, se quiser brincar com uma "profissional"), é possível se divertir com novos "amigos" do mundo inteiro. Imagine: nunca mais noites maldormidas deitado ao lado de uma estranha, conversas meio acanhadas no dia seguinte e espiadas rápidas na identidade quando ele ou ela for ao banheiro porque você esqueceu o nome da figura.

Se quiser realmente se envolver com um ciberdesconhecido, sites como www.webcamnow.com ou a seção de chat com webcam do Adult Friend Finder poderão cuidar de apresentá-lo a quem você quiser. (Mas lembre-se: uma escorregada da câmera e adeus anonimato. Direcione-a com cuidado.) Não só entre estranhos, mas também entre casais, o sexo pela webcam pode ser interessante para parceiros que não moram juntos. É divertido, rápido e conveniente.

40

second life

▶ **Data em que realizou:** _____ de _____ de _____

▶ **Lugar:** _____

▶ **Devo repetir a experiência?** Sem dúvida / Talvez / Nunca mais

▶ **O que é necessário:** computador, Linden dollars para pagar pela trepada (se seu avatar estiver sem créditos)

▶ **Riscos:** não conseguir lidar com os problemas da intimidade que assolam a vida real, continuar sendo virgem aos 35 anos

▶ **Observações:** _____

_____

_____

Não existe sexo mais seguro do que aquele feito com um avatar e, a se julgar pelo número de moradores — dentre os oito milhões de usuários do Second Life — que andam para lá e para cá com seios enormes e falos virtuais de 30cm, sexo seguro é o que não falta no mundo virtual.

É difícil pensar em algo mais inusitado do que fazer sexo no Second Life. Observar seu avatar fazendo aquilo tudo com o avatar de outra pessoa é uma das coisas mais engraçadas que existem. Mas se seu verdadeiro eu só consegue fazer sexo no Second Life, sugerimos desligar o computador e ir praticar uma brincadeira diferente chamada "caia na real".

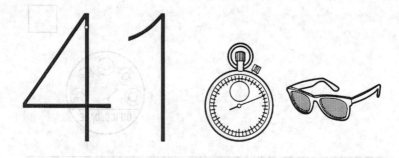

cadeira

▶ **Data em que realizou:** _____ de _____ de _____

▶ **Lugar:** _____

▶ **Devo repetir a experiência?** Sem dúvida / Talvez / Nunca mais

▶ **O que é necessário:** nada

▶ **Riscos:** cadeira de balanço, cadeira de trançado de palha

▶ **Observações:** _____
_____
_____
_____

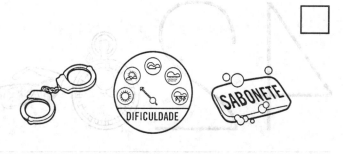

Sexo numa cadeira não é tão excitante assim: não existem muitos contorcionismos que vocês possam fazer sem correr o risco de se machucar (ou quebrar a cadeira). Você está sentado. Seu parceiro/parceira vem por cima, uma perna de cada lado. Isso resolve o que tem de ser resolvido, mas é uma experiência sem nada de extraordinário e que provavelmente não vai impressionar muito o outro pela criatividade.

O segredo de uma trepada na cadeira realmente memorável não é o que fazemos nela, mas onde ela se encontra. Ganhar uma massagem na virilha de seu parceiro/parceira por debaixo da mesa num restaurante é extremamente excitante, como também usar a mão boba nele/nela durante um voo lotado sobre o oceano Atlântico. Aquela poltrona reclinável do titio oferece todo tipo de possibilidade. Ou, se você está a fim de chutar o pau da barraca, veja até que ponto consegue ir usando um banco em área pública, como um ponto de ônibus ou parque. Embora não seja realmente uma cadeira, vamos considerar a façanha pela ousadia.

42

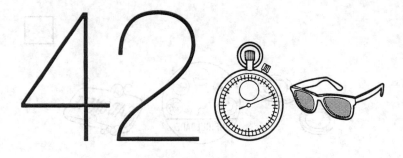

academia

- ▶ **Data em que realizou:** _____ de _____ de _____
- ▶ **Lugar:** _____
- ▶ **Devo repetir a experiência?** Sem dúvida / Talvez / Nunca mais
- ▶ **O que é necessário:** baixa gordura corporal, short sexy
- ▶ **Riscos:** cãibra, funcionário curioso no vestiário
- ▶ **Observações:** _____
  _____
  _____
  _____

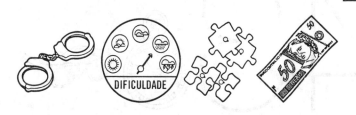

A não ser que você tenha seduzido seu sarado personal trainer e o tenha convencido a fazer uma sessão de treinamento completa, sexo na área comum da academia simplesmente não vale o risco. Provavelmente você será pego, e não é muito civilizado para com quem vier depois, sobretudo quando descobrirem que aquilo no colchonete não é suor. Priorize os lugares da academia onde é possível ter pelo menos uma chance razoável de não ser pego. Para os gays é sabido o fato de que ocorrem encontros espontâneos num vestiário deserto, assim como amassos anônimos nas duchas. Casais heterossexuais podem penetrar numa sala de massagem desocupada fora dos horários de pico.

Mas, se você ama sua academia e não está disposto a correr o risco bastante real de ter sua matrícula cancelada, tente pagar pelo passe de um dia numa academia onde ninguém o conheça. E, se conhecer um "companheiro/companheira de malhação" para queimar calorias, tanto melhor!

43

almoxarifado

▶ **Data em que realizou:** _____ de _____ de _____

▶ **Lugar:** _____

▶ **Devo repetir a experiência?** Sem dúvida / Talvez / Nunca mais

▶ **O que é necessário:** pegar clipes de papel, grampeador, tachinhas — qualquer coisa que caiba em seu bolso

▶ **Riscos:** colegas de trabalho com audição apurada

▶ **Observações:** _____

_____

_____

Pode não ser o lugar mais romântico do mundo, mas, pela enorme facilidade de acesso, você vai adorar os almoxarifados. Eles existem em qualquer escritório, hospital e prédio público, por isso não deverá ser difícil encontrar um que esteja destrancado se surgir a necessidade repentina. (Cuidado apenas para não usar o almoxarifado onde o servente guarda material — lembre-se, ele tem a chave geral.)

O que os almoxarifados perdem no clima eles mais do que compensam na economia que é feita. Precisando de um pacotão de post-its? Sirva-se. (Ou grude-os no corpo de seu parceiro/parceira se achar esse tipo de coisa excitante.) E, honestamente, para que gastar mais de cinco reais numa papelaria por uma caneta melhorzinha quando há uma caixa inteira delas dando sopa a poucos centímetros de você? Mais tarde, poderá usar uma delas para preencher a página ao lado. Isso deixará sua façanha sexual ainda mais divertida.

44

safári

▶ **Data em que realizou:** _____ de _____ de _____

▶ **Lugar:** _____

▶ **Devo repetir a experiência?** Sem dúvida / Talvez / Nunca mais

▶ **O que é necessário:** nada

▶ **Riscos:** veículos abertos

▶ **Observações:** _____

_____

_____

_____

Antes de você ficar irritado por estarmos sugerindo que você dê uma volta ao mundo para fazer sexo (não que exista algo de errado nisso), queremos contar a vocês uma história real:

Uns amigos nossos foram para o Quênia passar a lua de mel. Pagaram por um daqueles passeios especiais, em que você vai vestido a caráter, dorme em uma barraca no meio das savanas (e homens armados montam guarda no acampamento). Bem, na primeira noite, o cheiro macabro da morte aproximou-se da barraca deles, e um leão (que, pelo visto, acabara de comer algo cheirando a podre) soltou um rugido tonitruante a centímetros deles. Eles ficaram tão aterrorizados que não fizeram sexo a lua de mel inteira.

Existe um modo muito mais fácil. Vá para um desses parques com animais que você visita de carro. Fique no carro cercado por animais sedados, que, na pior das hipóteses, podem atirar uma bolota de caca no para-brisa. Divirta-se à vontade no banco de trás. Vai parecer que você está na própria África. E não vai terminar como jantar de bicho.

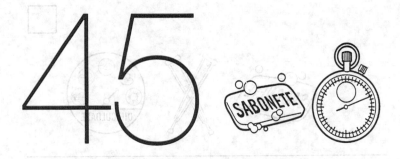

videolocadora pornô

▶ **Data em que realizou:** _____ de _____ de _____

▶ **Lugar:** _____

▶ **Devo repetir a experiência?** Sem dúvida / Talvez / Nunca mais

▶ **O que é necessário:** dinheiro, luvas descartáveis, gel esterilizante para as mãos

▶ **Riscos:** velhinhos tarados, chão pegajoso, fator nojinho

▶ **Observações:** _____

_____

_____

_____

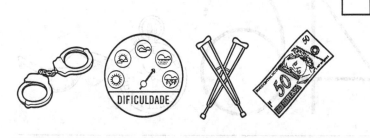

Sem dúvida você já notou que muitos dos lugares citados neste livro envolvem sexo em público. Provavelmente também notou que, sem exceção, esses lugares vêm acompanhados do ícone 👓. Fazer sexo em público é excitante. *Ser pego* fazendo sexo em público... nem tanto.

Felizmente, existe um lugar no mundo onde você pode ser pego com as calças arriadas e ninguém irá olhá-lo de modo estranho: a videolocadora pornô do seu bairro. Como todos os demais clientes também estão procurando alívio sexual (embora, em geral, na modalidade solo), você e seu/sua parceiro/parceira estarão adaptados ao ambiente. Vá para a área nos fundos onde ficam as cabines privativas para visualização. Quando o atendente não estiver olhando, entrem juntos numa delas. Quantas cenas de *O senhor dos anais* você consegue encenar ao vivo? (E, sim, esse é o título de um filme de verdade.)

lava a jato

- ▶ **Data em que realizou:** _____ de _____ de _____
- ▶ **Lugar:** _____
- ▶ **Devo repetir a experiência?** Sem dúvida / Talvez / Nunca mais
- ▶ **O que é necessário:** carro sujo, mente suja
- ▶ **Riscos:** levar a troca de óleo ao pé da letra
- ▶ **Observações:** _____
_____
_____
_____

Lembra como era divertido ficar dentro do carro de seus pais quando você era criança e ele passava pelo lava a jato? Agora que você tem carteira de habilitação, é possível vivenciar essa mesma emoção da infância novamente — em termos bastante adultos. Muitos lava a jato hoje proíbem que os clientes fiquem dentro do veículo enquanto ele é submetido à lavagem (normas da seguradora), mas alguns ainda permitem. Quando tiver encontrado um desses, é mais ou menos a mesma estratégia do Drive-Thru (número 7), com um importante alerta. Se o lava a jato tiver uma daquelas vidraças enormes que permitem que os demais clientes vejam os carros que estão atravessando o túnel, prepare-se para arrancar assim que sair do outro lado. Mais tarde, num lugar mais privado, conclua o ato no capô do carro (número 5).

47

mansão da
playboy

▶ **Data em que realizou:** _____ de _____ de _____

▶ **Lugar:** _____

▶ **Devo repetir a experiência?** Sem dúvida / Talvez / Nunca mais

▶ **O que é necessário:** orelhas de coelhinha, smoking, silicone (opcional)

▶ **Riscos:** ser flagrado pelas câmeras do site *Girls Next Door*

▶ **Observações:** _____

_____

_____

_____

A maioria dos lugares de que falamos é de acesso relativamente fácil. A dificuldade consiste em descobrir como não ser flagrado durante o ato uma vez estando ali. Com este lugar, contudo, ocorre o contrário: chegar é facílimo; o difícil é ter acesso. Na verdade, não sabemos como você fará para conseguir um convite para a Mansão da *Playboy* (embora esperemos que escrever um livro sobre sexo possa ser uma das maneiras), mas sabemos que Hef dá festas adoidado. Sem dúvida, é um belo desafio, mas, se você está lendo este livro, é porque gosta de desafios! E adora sexo! Já é metade do caminho andado.

48

navio

▶ **Data em que realizou:** _____ de _____ de _____

▶ **Lugar:** _____

▶ **Devo repetir a experiência?** Sem dúvida / Talvez / Nunca mais

▶ **O que é necessário:** o mar

▶ **Riscos:** iceberg, bancos de areia

▶ **Observações:** _____

_____

_____

_____

Se você não está com pressa para terminar essa lista (e esperamos que não esteja — sexo é uma coisa que você espera conseguir pelo resto da vida), então, em algum momento, acabará fazendo sexo num navio. Isso porque, antes de morrer, é inevitável que faça pelo menos um cruzeiro. E, com a possível exceção de comer bem, transar na cabine é exatamente o que as pessoas fazem nesses cruzeiros.

Mas, se vocês ainda não fizeram um cruzeiro e ambos mal conseguem esperar, sempre será possível "batizar" o iate de um amigo da próxima vez que ele os convidar para passar o fim de semana velejando. Se você costuma enjoar no balanço das ondas, não se esqueça de tomar um comprimido contra enjoo. Afinal, o barco promete balançar em dobro...

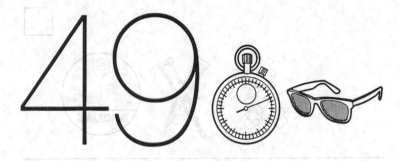

sala de pilates

▶ **Data em que realizou:** _____ de _____ de _____

▶ **Lugar:** _____

▶ **Devo repetir a experiência?** Sem dúvida / Talvez / Nunca mais

▶ **O que é necessário:** cinta

▶ **Riscos:** dor nas costas, cancelamento da matrícula

▶ **Observações:** _____
_____
_____
_____

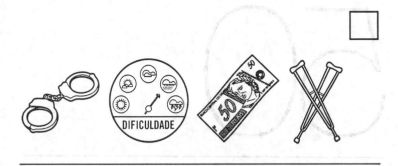

À primeira vista, uma sala de pilates pode ser facilmente confundida com uma sala de tortura. Olhe com mais cuidado, porém, e lembrará um parque para brincadeiras sexuais. Até mesmo o nome dos aparelhos é sugestivo. Primeiro, tem o Cadillac: uma mesa comprida com barras que sustentam todo tipo de cordas e roldanas. Você pode ficar pendurado de ponta-cabeça no Cadillac ou suspenso em posições pouco comuns. O Barril tem por finalidade ajudar no alongamento, mas com o corpo arqueado para trás e as duas pernas presas nas barras, por favor — só existe um motivo para ficar nessa posição. E tem o Reformador. É o aparelho padrão em qualquer sala de pilates. O objetivo é trabalhar todos os fundamentos, mas o nome sugere que você foi uma menina *muito má*. Prepare-se para umas palmadas na bunda.

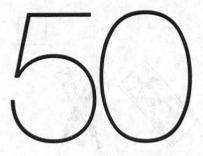

casamento

▶ **Data em que realizou:** _____ de _____ de _____

▶ **Lugar:** _____

▶ **Devo repetir a experiência?** Sem dúvida / Talvez / Nunca mais

▶ **O que é necessário:** convite para o casamento, open bar

▶ **Riscos:** pista de dança, open bar

▶ **Observações:** _____
_____
_____
_____

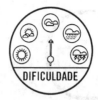

Por que a noiva e o noivo têm de ser os únicos a transar na noite de núpcias? Vocês levaram um presente bacana, os dois estão bem-arrumados, o champanhe está exercendo seu efeito romântico — só porque *vocês* não vão sair em lua de mel, não quer dizer que não podem agir como recém-casados. Mesmo que esteja desacompanhada, as chances estão absurdamente do seu lado. Porque todos já estão no clima de festa, e você provavelmente vai ficar sentada à mesa dos "solteiros" e, assim, dá para saber quem está disponível. Além disso, se estiver tendo dificuldade para avançar nas negociações, lembre seu alvo de que todo mundo adora histórias de amor de casais que se conheceram durante um casamento. Vocês terão uma "história bonitinha" para contar pelo resto da vida.

Mas, quando forem para um quarto de hotel, mantenham o barulho sob controle. Como toda madrinha obrigada a usar um vestido mais discreto, vocês não devem chamar mais atenção que o feliz casalzinho em sua grande noite.

51

casa dos sogros nos

▶ **Data em que realizou:** _____ de _____ de _____

▶ **Lugar:** _____

▶ **Devo repetir a experiência?** Sem dúvida / Talvez / Nunca mais

▶ **O que é necessário:** apoio psicológico (sessão de terapia por telefone, meditação, bebida alcoólica)

▶ **Riscos:** cama pequena, irmãos que moram com os pais

▶ **Observações:** _____

_____

_____

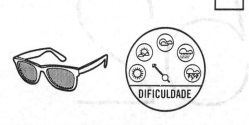

feriados

Existe uma cura pouco conhecida, mas muito eficaz, para o irritante problema dos sogros durante os feriados em família: chama-se "hora de ir embora". Essa cura para todos os males pode fazê-lo esquecer até mesmo a vovó mais sem noção que não para de perguntar o que "pessoas como você" fazem para se divertir ou o sogro que o obriga a assistir ao programa de tevê mais chato do mundo. É melhor tomar uma atitude antes que seu amado/amada tome as dores dos pais, se aborreça de verdade e resolva fazer greve de sexo pelas próximas semanas. Ofereçam-se para dar um pulo no galpão atrás da casa para pegar algo; deem um "pulinho" nos fundos para buscar mais bebida; tirem uma "soneca" depois de ter dirigido o dia inteiro... quanto mais tempo vocês passarem fazendo sexo, menos terão de passar falando sobre o calor que está fazendo ou a chuva que está caindo. E todos sairão ganhando.

52

museu

▶ **Data em que realizou:** _____ de _____ de _____

▶ **Lugar:** _____

▶ **Devo repetir a experiência?** Sem dúvida / Talvez / Nunca mais

▶ **O que é necessário:** o ingresso

▶ **Riscos:** visitas de grupos, os segurança

▶ **Observações:** _____

_____

_____

_____

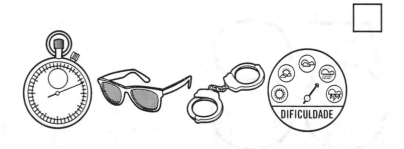

Encare os fatos: você jamais fará sexo no Louvre ou no Met, nem em nenhum outro museu com bilhões de dólares em obras de arte penduradas nas paredes, aglomerações e seguranças em excesso. Mas existem outros museus, menos conhecidos, onde é perfeitamente possível exercer a criatividade. Se você tem medo de ser preso, a Holanda pode ser o lugar ideal. O país que permite que as pessoas fiquem chapadas legalmente e onde o sexo é cobrado por hora (no bairro da luz vermelha de Amsterdã) provavelmente terá policiais bastante tolerantes na hora de repreender um casal se amassando nas proximidades de um Van Gogh legítimo. Mas, se uma viagem até lá estiver fora de cogitação, você pode se lançar numa "meta-aventura" fazendo sexo no Museu do Sexo em Nova York. Nós nunca tentamos, mas seria meio hipócrita se tentassem impedi-lo, não concorda?

53

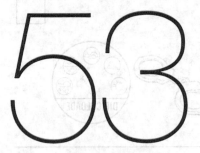

festa de Natal da empresa

▶ **Data em que realizou:** _____ de _____ de _____

▶ **Lugar:** _____

▶ **Devo repetir a experiência?** Sem dúvida / Talvez / Nunca mais

▶ **O que é necessário:** um emprego

▶ **Riscos:** a segunda-feira

▶ **Observações:** _____
_____
_____
_____

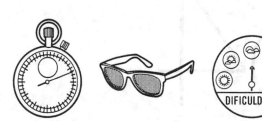

É tempo de excitação! Entre o champanhe, os pinheiros e a graciosa touquinha de Papai Noel que faz qualquer um ficar *tão* bonito, se você não conseguir uma trepada na festa de Natal da empresa é porque não está se esforçando o suficiente. Mas use a cabeça para escolher bem seu alvo:

Boa ideia

A bela estagiária ou o bem-apanhado estagiário que não vai voltar no semestre seguinte. Todo mundo sai ganhando. Eles recebem a melhor carta de recomendação do mundo e você não terá de ser lembrado ou lembrada diariamente que tem 46 anos e acaba de trepar com alguém que tem uma página no Myspace.

A namorada do babaca da empresa. É irrelevante se você está ou não atraído pela pessoa em questão. Você vai se transformar no herói da empresa quando contar a seus colegas como a namorada do João da Contabilidade fica bem fazendo o frango assado.

Motorista da UPS. Aquele episódio clássico de *Sex and the City* em que a Samantha se ajoelha para receber o, bem, pacote do entregador da UPS não é piada. Esses caras são uns gatinhos! Pergunte a um deles se não quer participar da festa. Se o sujeito é sexy usando aquele uniforme, imagine como ficaria usando... nada.

Má ideia

A mulher do chefe. Dããr.

Chefe do RH. Não importa o quanto ele ou ela estiver gostando, depois do orgasmo você está superdemitido.

O cara do departamento de TI. Sem querer ofender o sujeito que, sem reclamar, zela pelos dados que você se recusa a preservar aprendendo a fazer o bendito backup, mas ninguém jamais irá confundi-lo com o entregador da UPS.

54

cinema

▶ **Data em que realizou:** _____ de _____ de _____

▶ **Lugar:** _____

▶ **Devo repetir a experiência?** Sem dúvida / Talvez / Nunca mais

▶ **O que é necessário:** ingressos, baldinho gigante de pipoca

▶ **Riscos:** lanterninha, crianças inquietas

▶ **Observações:** _____

_____

_____

_____

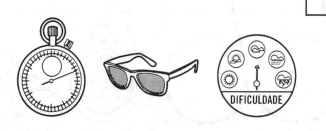

Sexo no cinema não é simples. Escolha um filme adequado para que vocês não sejam interrompidos. As matinês, por exemplo, costumam ter pouca gente (e você ainda vai economizar uma graninha!), assim como todo filme que tem a Nicole Kidman como protagonista. Você também pode ir a um filme do Woody Allen num bairro negro ou a um filme do Tyler Perry num bairro branco. O cinema será todinho de vocês, com certeza.
Filmes de ação bem barulhentos são uma boa escolha, já que o ruído poderá cobrir seus gritos e gemidos. Mas trate de descartar filmes chorosos de mulherzinha (uma forma de estragar o clima!), e, acima de tudo, evite sessões cheias de crianças. Vocês acabarão sendo muito mais divertidos para o pequeno Júnior e seus coleguinhas do que qualquer bichinho na tela. E, se a mãe do Júnior perceber o que está acontecendo, a coisa não vai acabar bem.

55

banheiro de boate

- ▶ **Data em que realizou:** _____ de _____ de _____
- ▶ **Lugar:** _____
- ▶ **Devo repetir a experiência?** Sem dúvida / Talvez / Nunca mais
- ▶ **O que é necessário:** funcionária/funcionário do banheiro
- ▶ **Riscos:** filas enormes, assento não muito limpo
- ▶ **Observações:** _____
_____
_____
_____

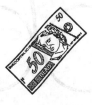

motel barato

Sejamos francos: em muitas boates, as pessoas não estão usando o banheiro apenas para atender ao chamado da natureza. (Se você já ficou esperando na fila com a bexiga cheia de Red Bull estourando enquanto todas as divisórias estão ocupadas com gente lidando com problemas, ahn, nasais, sabe do que estamos falando.) A impressão que dá é que em banheiro de boate vale tudo, portanto, você e seu/sua parceiro/parceira (ou até mesmo um novo/nova amigo/amiga conhecido/conhecida na pista de dança) podem entrar discretamente ali sem chamar muita atenção. Com todo mundo à sua volta caindo de bêbado ou pronto para dar entrada na clínica de reabilitação, é bastante improvável que sejam interrompidos, mas, na saída, dê uma gorjeta generosa ao/à funcionário/funcionária que fica ali tomando conta. Pode ser que vocês voltem mais tarde para uma segunda rodada, e ele/ela poderá deixar a divisória para cadeirantes reservada.

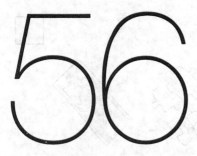

motel barato

▶ **Data em que realizou:** _____ de _____ de _____

▶ **Lugar:** _____

▶ **Devo repetir a experiência?** Sem dúvida / Talvez / Nunca mais

▶ **O que é necessário:** desinfetante, levar os próprios lençóis

▶ **Riscos:** pulgas, buracos na parede para espiar

▶ **Observações:** _____
_____
_____
_____
_____

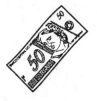

Se você não sabe onde fica o motel de quinta categoria mais próximo em seu bairro, não é difícil encontrar. Olhe na seção de classificados do jornal ou simplesmente fique ligado no luminoso da entrada. Uma guarita e uma entrada de carros são um bom sinal, assim como um detetive se esgueirando no estacionamento com uma câmera. Os estabelecimentos mais "chiques" oferecem quartos com espelho no teto, colchão-d'água, banheira em formato de coração, "quarto selvagem" (também não sabemos muito bem o que é isso). Não procure um desses; a atração está no de quinta categoria. Certifique-se apenas de dar uma passadinha antes para uma breve conferida. Eu falo por experiência: alguns desses lugares podem ser bastante esquisitos.

Embora não seja necessário dar gorjeta a ninguém para alugar um quarto, incluímos o ícone de qualquer forma. Antes de pagar a conta, seja bacana e deixe uma bela gorjeta para a camareira que terá de limpar a bagunça que você deixou para trás. Não pode ser um emprego legal.

57

estádio

▶ **Data em que realizou:** _____ de _____ de _____

▶ **Lugar:** _____

▶ **Devo repetir a experiência?** Sem dúvida / Talvez / Nunca mais

▶ **O que é necessário:** nada

▶ **Riscos:** faltas, telão do estádio

▶ **Observações:** _____

_____

_____

_____

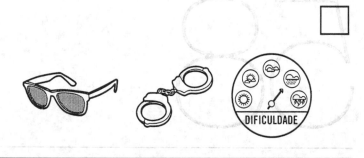

Parece um contrassenso, mas esta é especialmente recomendável para quem não gosta de esportes. Se a maior estrela do esporte não lhe desperta o menor entusiasmo, talvez outra coisa possa despertar.

Para que as coisas sejam interessantes, aqui não vamos falar de rapidinhas. Qualquer um consegue uma rapidinha em qualquer canto estrategicamente escolhido. Isso é para quem se contenta com pouco. Como todos sabem, eventos esportivos levam tempo. Por que apressar as coisas? Desse modo, encaminhe-se para o alto das arquibancadas, onde nenhum torcedor ou vendedor de cachorro-quente ousa ir. Você terá todo o espaço à sua disposição! (E se o time que estiver jogando for ruinzinho, pode nem ser necessário ir tão lá para cima para conseguir um pouco mais de privacidade.)

58

casa do vizinho

▶ **Data em que realizou:** _____ de _____ de _____

▶ **Lugar:** _____

▶ **Devo repetir a experiência?** Sem dúvida / Talvez / Nunca mais

▶ **O que é necessário:** cópia da chave

▶ **Riscos:** câmera do quarto do bebê, nunca mais conseguir encarar seu vizinho

▶ **Observações:** _____

_____

_____

_____

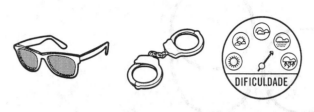

Se este livro prova alguma coisa, é que você não precisa viajar para uma ilha caribenha exótica para apimentar sua vida amorosa. Uma biblioteca, um estádio, um drive-in... todos excelentes lugares para manter sua vida sexual interessante. Mas, se você quiser fazer uma brincadeira mais perto de casa, não precisa ir mais longe do que a porta ao lado.

Se você fica nervoso com a ideia de fazer sexo na casa do vizinho, pense nisso como fazer sexo em sua própria casa, só que com uma decoração de gosto duvidoso. Se seus vizinhos forem ingênuos o suficiente para confiar a vocês uma cópia das chaves, metade do trabalho está feita. Caso contrário, espere até que eles comentem que sairão de férias. Como quem não quer nada, ofereçam-se para dar ração aos peixinhos ou molhar as plantas na ausência deles.

Uma vez lá dentro, só há duas regras a seguir: revirar a casa inteira para saber onde eles escondem o material pornográfico é deselegante e carmicamente pouco aconselhável (a não ser que você já saiba onde guardam — então, por favor, dê uma espiada nas modalidades que eles apreciam); e não fazer no quarto do bebê. Se eles tiverem deixado ligada a câmera que vigia a criança, esta será a última festa de que vocês participam no condomínio por um bom tempo.

59

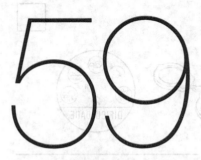

show em teatro ou

▶ **Data em que realizou:** _____ de _____ de _____

▶ **Lugar:** _____

▶ **Devo repetir a experiência?** Sem dúvida / Talvez / Nunca mais

▶ **O que é necessário:** algo para a larica

▶ **Riscos:** tragar a fumaça, música ruim

▶ **Observações:** _____

_____

_____

_____

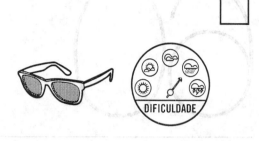

estádio

A estratégia para fazer sexo num show assim não difere muito da estratégia para o estádio (número 57). Você deve procurar um setor vazio em que os dois possam ficar à vontade. Isso basicamente deixa de fora um show do Justin Timberlake ou da Barbra Streisand (e Deus o ajude se você estragar "Memories" na frente dos gays à sua volta, que pagaram mil reais pelo ingresso). Mas, da próxima vez que uma banda dos anos 1960 se reunir e for tocar novamente, compre ingressos para o balcão mais alto do teatro. Se vocês ainda não estiverem animadinhos quando tiverem chegado a seus lugares, esperem até aquela névoa de aroma característico subir da plateia e chegar até vocês. Então a festa estará completa.

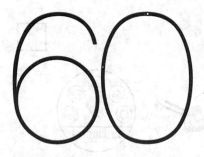

60
campo de futebol da

▶ **Data em que realizou:** _____ de _____ de _____

▶ **Lugar:** _____

▶ **Devo repetir a experiência?** Sem dúvida / Talvez / Nunca mais

▶ **O que é necessário:** nostalgia

▶ **Riscos:** grama sintética, jogos noturnos

▶ **Observações:** _____
_____
_____
_____

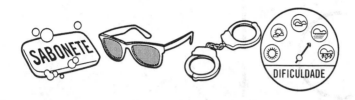

escola

Se você foi zagueiro ou chefe de torcida do time da escola, o ensino médio foi muito divertido. Supomos que você já deu conta do número 60 há muito tempo! Mas quem não teve essas experiências já não vê os anos de escola com tão bons olhos. Um inferno interminável de três anos de "fases difíceis", problemas de pele e completa falta de coordenação motora. O mais perto que a maioria chegou de um campo de futebol (e, não, a bandinha da escola não conta) foi na cerimônia de colação de grau no pátio.

Transar no campo de futebol do colégio é uma ótima forma de recapitular sua juventude idealizada sem todos aqueles traumas adolescentes. A não ser que você não se importe de topar com o mesmo professor de educação física que o torturou na época (acredite, ele ainda está lá), escolha uma escola que não seja a mesma em que você estudou. Fazer durante as férias de verão é ainda mais seguro, assim como esperar até anoitecer. Para ser ainda mais divertido, experimente usar alguns apetrechos. Ele traz a bola, ela traz o bambolê.

61

casa à venda

▶ **Data em que realizou:** _____ de _____ de _____

▶ **Lugar:** _____

▶ **Devo repetir a experiência?** Sem dúvida / Talvez / Nunca mais

▶ **O que é necessário:** anúncios nos classificados

▶ **Riscos:** janelas panorâmicas

▶ **Observações:** _____

_____

_____

_____

Esta reúne duas de suas paixões favoritas: casa nova e sexo! Transar numa casa à venda é tão óbvio que não sabemos por que não acontece com mais frequência. Você ganha acesso irrestrito a toda uma casa que não lhe pertence. A sedução do proibido é um estimulante poderoso.

O fator mais importante nessa modalidade de sexo, praticado numa casa à venda, é o tipo de imóvel que você está visitando. Até mesmo nós ficaríamos impressionados se você conseguisse transar bem debaixo do nariz do corretor de imóveis tentando lhe vender um quitinete de 40m². Do mesmo modo, um amplo loft pode ser uma área fantástica para se morar, mas não há muitos lugares discretos fora da vista dos demais candidatos a comprador.

Melhor concentrar-se numa mansão. Elas costumam ter tantos quartos, closets e banheiros que, mesmo que o corretor ouça os ruídos de seu encontro através do teto, precisará de sorte para encontrá-los! Quando os corretores apresentam "quarto de guardados" na garagem, estão querendo dizer algo mais.

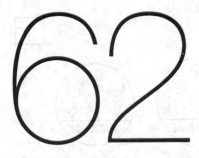

escada externa de

▶ **Data em que realizou:** _____ de _____ de _____

▶ **Lugar:** _____

▶ **Devo repetir a experiência?** Sem dúvida / Talvez / Nunca mais

▶ **O que é necessário:** cigarro (cenográfico)

▶ **Riscos:** cocô de pombo, vasos de planta, *voyeurs*

▶ **Observações:** _____

_____

_____

_____

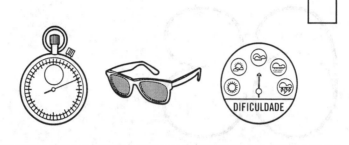

incêndio

Quem mora em prédios que contam com esse artifício já sabe que as escadas externas de incêndio são um ótimo local para desestressar nas festas. Se você gosta de fumar depois de ter tomado alguns drinques, essa é a alternativa civilizada. O mesmo vale para um convidado mala que não se toca. Numa festa realizada no apê de alguém que mora num prédio desses, onde o espaço é em geral pequeno, a escada de incêndio é um lugar perfeitamente aceitável para um encontro privado.

Vocês só precisam pegar um cigarro e se dirigir para a janela. E ainda ganharão pontos aos olhos de um agradecido anfitrião. (Quem não fuma também pode brincar. Basta usar a desculpa "estou precisando tomar um ar".) Tente fechar a janela atrás de você e vá para um dos cantos para que nenhum dos convidados perceba sua intenção. Saiba apenas que são grandes as chances de que alguém nos prédios vizinhos possa vê-los e, se esse alguém tiver uma filmadora, vocês podem acabar estrelando uma paródia pornô de *Janela dos fundos*.

63

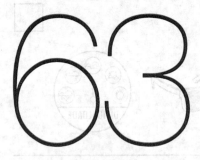 

bote inflável

▶ **Data em que realizou:** _____ de _____ de _____

▶ **Lugar:** _____

▶ **Devo repetir a experiência?** Sem dúvida / Talvez / Nunca mais

▶ **O que é necessário:** colete salva-vidas

▶ **Riscos:** redemoinhos, furo, piranhas

▶ **Observações:** _____

_____

_____

_____

Fazer sexo num bote inflável pode ser fantástico, mas você vai ter de treinar antes de se lançar n'água. Se você já transou em cima de um colchão d'água, sabe que manter o equilíbrio e o ritmo numa superfície movediça não é fácil. Se um dos dois cai da cama, basta se levantar, dar uma boa risada e recomeçar de onde parou. Mas, ao sabor das poderosas correntes marinhas, é um pouco mais complicado.

Sugerimos uma prévia da sensação na segurança de sua própria casa. Um colchão de ar é uma ótima forma de dominar as três regras de ouro do sexo inflável: nada de movimentos rápidos, nada de posições complicadas e nada de objetos perfurantes. Mais tarde, você poderá experimentar em mar aberto, mas lembre-se de sempre usar colete salva-vidas. Embora esse acessório possa bloquear o acesso a alguns de seus melhores atributos (além de abóbora não ser uma cor nada sexy), seu parceiro não terá outro lugar para olhar durante todo o colóquio a não ser em seus olhos. Imagine só.

64

moto

▶ **Data em que realizou:** _____ de _____ de _____

▶ **Lugar:** _____

▶ **Devo repetir a experiência?** Sem dúvida / Talvez / Nunca mais

▶ **O que é necessário:** moto de grande cilindrada

▶ **Riscos:** escapamento quente

▶ **Observações:** _____

_____

_____

_____

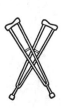 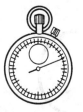

Com "sexo numa moto" não queremos dizer sexo numa moto *em movimento*. Qualquer um que já tenha andado de moto sabe que aquelas manchinhas de insetos esmagados de encontro ao visor fazem parte do jogo. Você vai realmente querer mosquitos, moscas e sabe Deus o que mais se espatifando de encontro a seu corpo enquanto vocês se apalpam ao longo de uma estrada a 110Km/h? Ah, sim: vocês também podem morrer.

Em se tratando de sexo, a moto é apenas um objeto cenográfico para dar vazão a suas fantasias com roupas de couro. Dê um passeio pelo shopping mais próximo de casa metido em calças de couro e estará sujeito ao (merecido) deboche geral da primeira à última loja. Mas suba numa Kawasaki e agora você é o próprio sexo sobre rodas. Algo mais provoca tantas descargas de testosterona como uma jaqueta clássica original da Harley-Davidson? E nem vamos falar das botas de motociclista...

65

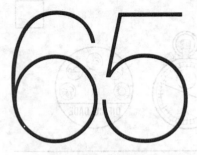

debaixo do píer da praia

▶ **Data em que realizou:** _____ de _____ de _____

▶ **Lugar:** _____

▶ **Devo repetir a experiência?** Sem dúvida / Talvez / Nunca mais

▶ **O que é necessário:** roupa de banho (opcional)

▶ **Riscos:** caranguejos, maré alta, lixo tóxico

▶ **Observações:** _____

_____

_____

_____

Toda garota que eu conheço que cresceu em Nova Jersey (Ok, pelo menos uma) cresceu fantasiando em "passar o tempo" debaixo do píer da praia com o Bruce Springsteen. Com a música vindo lá de cima, os pés afundando na areia molhada e os corpos aquecendo um ao outro na noite fria... mesmo que você nunca tenha mexido numa *juke box*, só esta fantasia já vale uma ida a Atlantic City.

Ou então, se a sua onda é *Nos tempos da brilhantina*, passeie de mãos dadas pela praia e, nas palavras de Danny Zuko, fique "todo amiguinho dela ali na areia". Mas, enquanto estiver acontecendo, cuidado com os cacos de vidro das garrafas de cerveja, as camisinhas usadas, os pedaços de isopor e as latinhas de bebida que não irão se decompor antes de um milhão de anos.

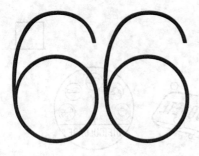

pomar de maçãs

▶ **Data em que realizou:** _____ de _____ de _____

▶ **Lugar:** _____

▶ **Devo repetir a experiência?** Sem dúvida / Talvez / Nunca mais

▶ **O que é necessário:** cobertor

▶ **Riscos:** picada de abelha, pesticida, pólen (se for alérgico)

▶ **Observações:** _____
_____
_____
_____

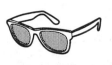

Existe algo de tão saudável nos pomares de maçã que até mesmo transar ali soa um pouco estranho. Primeiro, escolha um lugar em que não haja um monte de pessoas colhendo furiosamente para terminar o trabalho antes da primeira geada. Estraga a brincadeira. Encontre um pomar do tipo "colha você mesmo", preferencialmente com macieiras anãs, cuja copa é bem baixa e funciona como uma boa cobertura. Em segundo lugar, finja que vocês são Adão e Eva (ou Adão e Ivo, ou ainda Ada e Eva) e deem início à tentação. O fruto proibido nunca foi tão saboroso!

Uma pequena advertência: maçãs maduras demais tendem a atrair abelhas, muitas abelhas. É bastante provável também que as frutas soltem do galho e caiam na sua cabeça. Prefira fileiras de árvores cujos frutos ainda não ficaram tão maduros.

67

cavalo

▶ **Data em que realizou:** _____ de _____ de _____

▶ **Lugar:** _____

▶ **Devo repetir a experiência?** Sem dúvida / Talvez / Nunca mais

▶ **O que é necessário:** corda, proteção de couro, esporas

▶ **Riscos:** passar o resto da vida ouvindo piadas sobre Catarina, a Grande

▶ **Observações:** _____

_____

_____

_____

Não, não com o cavalo, bobinha, *sobre* o cavalo. Não temos a menor ideia se vocês conseguem transar em cima de um cavalo. Nós achamos que conseguem, mas nunca tentamos, e nunca vimos ninguém fazendo também. Mas eles *conseguem* aguentar o peso de duas pessoas, e vocês ainda podem usar aquela sela com uma protuberância para ter mais apoio. Talvez você seja a felizarda namorada de um vaqueiro que quer lhe mostrar como é bom com o laço ou talvez esteja visitando o sítio de um amigo. É realmente um ótimo assunto para você entreter as pessoas num coquetel. Dá novo sentido à expressão *Upa, upa, cavalinho*.

Nosso conselho: atenham-se a um cavalo treinado que não irá disparar em galope desabalado bem na hora que você estiver encarnando a Lady Godiva. Não haverá Advil suficiente no mundo que possa dar jeito em sua coluna depois disso.

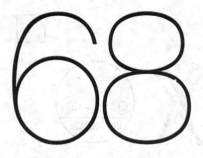

monte de neve

▶ **Data em que realizou:** _____ de _____ de _____

▶ **Lugar:** _____

▶ **Devo repetir a experiência?** Sem dúvida / Talvez / Nunca mais

▶ **O que é necessário:** pá de neve

▶ **Riscos:** roupa de baixo molhada

▶ **Observações:** _____

_____

_____

_____

Digamos que, em uma viagem, seu carro pifou no meio de uma tempestade de neve. Não desperdice uma oportunidade assim. Se você é uma felizarda que está namorando um ex-escoteiro e vocês ficaram presos numa nevasca, então um monte de neve pode ser o lugar perfeito para uma parada romântica. Ele saberá exatamente o que fazer para cavar um refúgio quentinho e seguro onde vocês poderão esperar que a tormenta passe. Mas, se o cara não passar de um sabichão crente que consegue dar um jeito, *fiquem no carro*. O socorro chegará em breve. Mas, se o felizardo for você, e conhecer uma mulher com espírito aventureiro o bastante para fazer amor no meio de uma nevasca, case com ela imediatamente. Mulheres assim são mutações genéticas que ocorrem uma vez a cada dois milhões de indivíduos. As mulheres preferem a coisa em temperatura amena.

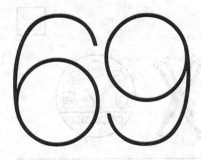

central park

▶ **Data em que realizou:** _____ de _____ de _____

▶ **Lugar:** _____

▶ **Devo repetir a experiência?** Sem dúvida / Talvez / Nunca mais

▶ **O que é necessário:** barco a remo

▶ **Riscos:** assaltantes, crocodilos, pombos, o famoso gavião Pale Male

▶ **Observações:** _____
_____
_____
_____

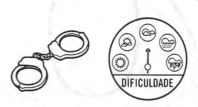

Se você já visitou Nova York, então provavelmente tem seu ponto favorito do Central Park: o carrossel, o Harlem Meer, os jardins da Quinta Avenida, o zoológico. Todos esses lugares são possibilidades para um encontro sexual. Mas o melhor lugar para transar no Central Park? Um bote no meio do lago. Alugue um barco na altura da 72nd Street. Você tem a opção de remar até o meio do lago, de onde se pode ver a Quinta Avenida e também se tem uma visão do lado oeste do Central Park. Ou então, encontre um dos muitos remansos recuados na beira do lago onde é possível tirar o barco do campo de visão e ficar parcialmente oculto pelos arbustos. Dá praticamente para ouvir "Rhapsody in Blue", de George Gershwin, tocando suavemente ao fundo.

Uma pequeníssima advertência: muitas pessoas tiram suas fotos de casamento perto do lago. Cuidado para suas bundas não entrarem como parte do cenário.

70
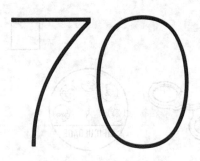

cabine telefônica

▶ **Data em que realizou:** _____ de _____ de _____

▶ **Lugar:** _____

▶ **Devo repetir a experiência?** Sem dúvida / Talvez / Nunca mais

▶ **O que é necessário:** cartão telefônico

▶ **Riscos:** grampo telefônico

▶ **Observações:** _____
_____
_____
_____

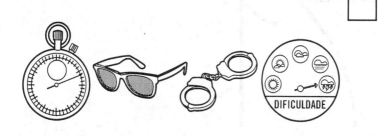

O super-homem não foi o único a encontrar uma boa utilidade para a cabine telefônica. Mas encontrar uma cabine no estilo antigo é o maior obstáculo para realizar este item. E, não, o orelhão mais comum encontrado hoje em dia não vai servir para nossos objetivos. Partindo do pressuposto de que você consiga encontrar a cabine que envolve a pessoa de alto a baixo, então ainda terá o problema de a estrutura ser toda em vidro, sem oferecer privacidade. Mande seu namorado usar uma capa de chuva, finja estar dando um telefonema e seja breve! (Você pode ter mais sorte em Londres, embora britânicos bêbados tenham o péssimo hábito de confundir aquelas lindas cabines vermelhas com mictórios públicos. Eca.)

Para um tempero extra, tente combinar a cabine telefônica com o item "Por telefone" (número 34). Ligue para seu namorado na outra esquina, fale sacanagens com ele e então convide-o para se juntar a você na cabine. Ele vai terminar o serviço muito antes que a polícia apareça. Chamando ambos de exibicionistas!

# 71

cemitério

▶ **Data em que realizou:** _____ de _____ de _____

▶ **Lugar:** _____

▶ **Devo repetir a experiência?** Sem dúvida / Talvez / Nunca mais

▶ **O que é necessário:** flores, roupa escura

▶ **Riscos:** coveiros, zumbis

▶ **Observações:** _____

_____

_____

_____

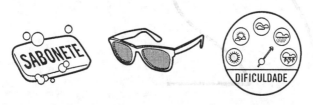

Sim, soa um pouco herético (e sinistro), mas sexo no cemitério é, na verdade, uma ótima pedida para celebrar a vida. (Além disso, as lápides são da altura ideal para ajudá-lo a se apoiar.) Não estamos sugerindo fazê-lo em cima do vovô e da vovó, mas, em geral, os cemitérios são lugares bastante tranquilos, e, desde que não seja em horário de visitação, quem vai estar ali para expulsá-los? Em Paris, o Père-Lachaise, perto de onde Jim Morrison descansa em paz, conta com a preferência de muita gente para esse fim. Sugerimos experimentar o túmulo de outros nomes famosos nesse cemitério: Oscar Wilde, Maria Callas ou Marcel Proust. Duvidamos que eles veriam a coisa como uma bela homenagem (ok, talvez o Oscar Wilde), mas também não achamos excessivamente herético.

Seja qual for o cemitério escolhido, tente encontrar um local onde seja menos provável que apareçam pessoas chorando seus mortos. Alguém que foi enterrado no século XIX é uma boa pedida. Ou então no túmulo de Leona Helmsley.*

---

* Bilionária nova-iorquina famosa por sua má reputação e pelo hábito de não pagar impostos e se vangloriar por isso. (*N.da E.*)

72

cama elástica

▶ **Data em que realizou:** _____ de _____ de _____

▶ **Lugar:** _____

▶ **Devo repetir a experiência?** Sem dúvida / Talvez / Nunca mais

▶ **O que é necessário:** colchonetes, cartões para as notas de 0 a 10

▶ **Riscos:** torção no tornozelo, dor nas costas

▶ **Observações:** _____

_____

_____

Você sente tesão pelas contorcionistas do Cirque du Soleil? Quem não acha aquelas acrobatas de circo supersensuais? Não seria divertido montar seu showzinho particular? Bem, aqui está a sua chance de realizar essas fantasias. A cama elástica oferece uma vasta opção de movimentos e impulsos que, em geral, simplesmente nem entram na dança. Você vai se sentir flexível e sexy em pleno ar. A cama elástica com uma rede de proteção em volta é a melhor porque dá para se apoiar nas barras. Isso lhe dá todo tipo de opção: ajoelhado, pulando, de pé etc.

Comece a praticar os movimentos e veja o que é possível fazer no meio de um salto. Tome cuidado apenas para não cair dali de cima. É uma história difícil de explicar para o quiroprático.

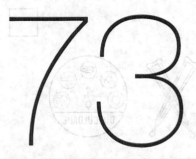

Tobogã e trem fantasma

▶ **Data em que realizou:** _____ de _____ de _____

▶ **Lugar:** _____

▶ **Devo repetir a experiência?** Sem dúvida / Talvez / Nunca mais

▶ **O que é necessário:** nada

▶ **Riscos:** os membros do elenco de apoio ficarem excitados, seguranças

▶ **Observações:** _____

_____

_____

_____

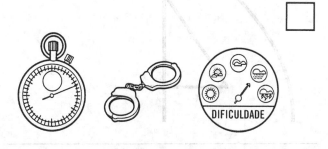

Em todo parque de diversões, sempre tem um passeio longo e vagaroso que passa por túneis escuros. Normalmente, você encontra piratas bêbados ali dentro ou camponesas gulosas praticamente implorando para você entrar na dança.

Como não foram feitos para assustar (embora possam ser divertidos, desde que você não sofra do coração), esses passeios dão tempo suficiente para você ficar mais safadinho, desde que estejam apenas os dois no carrinho ou no tobogã. (E, mesmo que não estejam, por que não? Você nunca mais vai ver essas pessoas novamente. Só esteja preparado para correr assim que a barra de segurança se erguer.) Se continuar excitado depois disso, faça uma visitinha ao Epiroc Center.

74

carnaval

▶ **Data em que realizou:** _____ de _____ de _____

▶ **Lugar:** _____

▶ **Devo repetir a experiência?** Sem dúvida / Talvez / Nunca mais

▶ **O que é necessário:** adereços engraçados, ser jovem

▶ **Riscos:** van do programa *Girls Gone Wild*

▶ **Observações:** _____

_____

_____

_____

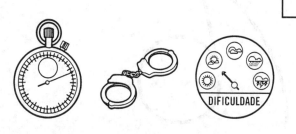

Sexo durante o Carnaval não é um feito; é um rito de passagem. Nudez e sexo em público são não apenas fáceis, mas comportamentos praticamente estimulados pela multidão de foliões. Mesmo assim, é melhor se limitar a Nova Orleans, Veneza ou Rio de Janeiro para realizar este item. Tentar usar o Carnaval como desculpa para fazer sexo em público no desfile de sua cidade provavelmente vai acabar com suas chances de conseguir ser aceito como representante dos pais no conselho escolar. Porém, se estiver planejando visitar uma cidade que comemora o Carnaval, então entre no espírito da coisa e se jogue.

75

campo de golfe

▶ **Data em que realizou:** _____ de _____ de _____

▶ **Lugar:** _____

▶ **Devo repetir a experiência?** Sem dúvida / Talvez / Nunca mais

▶ **O que é necessário:** bolinhas

▶ **Riscos:** coceira por causa da grama, *caddies* procurando bolinhas perdidas

▶ **Observações:** _____

_____

_____

_____

_____

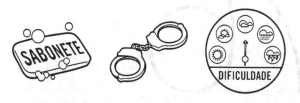

estacionamento subterrâneo

Sabemos que você está esperando que façamos agora o trocadilho fácil de "meter a bola no buraco com uma única tacada", por isso vamos poupá-lo, e também não vamos fazer nenhuma referência ao tamanho do taco de seu parceiro. Gostamos de pensar que somos bons em algo mais do que o óbvio.

Verdade seja dita: nós não jogamos golfe, mas adoramos campos de golfe... a grama sedosa, o gramado aparado, as roupas ridículas, o carro tão engraçadinho. Como os campos de golfe são enormes, há muito espaço para encontrar privacidade. Procure as áreas que os jogadores procuram evitar, como os lagos e as faixas de areia. Se conseguir encontrar um desses lugares que corresponda a, digamos, o quarto buraco, e estiver lá ao cair da noite, praticamente terá garantido a privacidade, já que ninguém começa a jogar tão tarde assim. Dependendo de seu vigor, veja quantos buracos você consegue completar num dia. Ploft! (Não resistimos.)

76

estacionamento subterrâneo

▶ **Data em que realizou:** _____ de _____ de _____

▶ **Lugar:** _____

▶ **Devo repetir a experiência?** Sem dúvida / Talvez / Nunca mais

▶ **O que é necessário:** carro

▶ **Riscos:** manobristas, buzina

▶ **Observações:** _____

_____

_____

_____

Sabemos que não soa sexy, mas uma garagem subterrânea é uma oportunidade promissora para bem mais do que você imagina.

Está saindo do cinema onde você e seu parceiro/parceira acabaram de assistir a um filme sensual? Estão prestes a entrar no shopping para fazer compras, mas precisam recarregar as baterias antes de enfrentar o movimento frenético do feriado? Talvez você tenha acabado de sair do escritório acompanhado de uma colega (e está duro demais para pagar um motel). Há uma infinidade de motivos para fazer do estacionamento subterrâneo seu destino final.

Sugerimos descer até o último subsolo, onde a procura por vagas é menor. É um pouco deserto e sinistro lá embaixo, mas, pelo menos, você fica mais seguro de que ninguém irá vê-los. O balanço da lataria e os vidros embaçados estarão sempre ali para denunciá-lo.

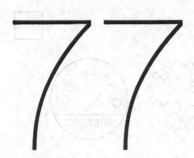

balão

▶ **Data em que realizou:** _____ de _____ de _____

▶ **Lugar:** _____

▶ **Devo repetir a experiência?** Sem dúvida / Talvez / Nunca mais

▶ **O que é necessário:** gás hélio, aulas de manejo do balão

▶ **Riscos:** medo de altura, show de graça para os aviões que passarem

▶ **Observações:** _____

_____

_____

_____

O balão de ar quente é o lugar perfeito para transar, desde que um dos dois saiba mexer na coisa. Senão, a não ser que seja um *ménage à trois* com o operador do balão, vocês estão sendo indelicados. Mas, se forem apenas vocês dois lá no alto, ninguém além dos pássaros pode ver o que estão fazendo dentro da gôndola de palha, e a visão de 360 graus é de tirar o fôlego. Apenas tome cuidado para não se deixar levar demais pela emoção do momento e acabar se esquecendo de verificar a temperatura dentro do balão. É uma longa queda.

78

piscina

▶ **Data em que realizou:** _____ de _____ de _____

▶ **Lugar:** _____

▶ **Devo repetir a experiência?** Sem dúvida / Talvez / Nunca mais

▶ **O que é necessário:** roupa de banho (estágio das preliminares)

▶ **Riscos:** micose

▶ **Observações:** _____

_____

_____

_____

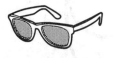

Fazer sexo numa piscina é uma fantasia praticamente universal. O problema é que, se a piscina não for sua, você não terá muitas opções. Não dá para fazer muita coisa numa piscina de criança, e fazer numa piscina pública é um erro. Sua melhor opção é usar a piscina de alguém. Embora você possa pensar que isso é uma bela de uma sacanagem com a pessoa, eu acho que é para isso que servem os amigos (desde que esses amigos estejam viajando). Depois que tiver conseguido a piscina, ainda não dá para começar de imediato. Há uma questão preocupante que acomete as mulheres, que é a falta de lubrificação (ver Banheira de hidromassagem [número 25]). Sugerimos metade da ação dentro, metade fora.

▶ **Nota:** O melhor lugar para terminar quando estiver em ação na piscina? O trampolim. Exigirá alguma maestria, mas dá um balanço agradável e é mais higiênico.

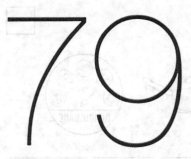

no feno

▶ **Data em que realizou:** _____ de _____ de _____

▶ **Lugar:** _____

▶ **Devo repetir a experiência?** Sem dúvida / Talvez / Nunca mais

▶ **O que é necessário:** macacão

▶ **Riscos:** cair dentro do chiqueiro, o forcado, as moscas

▶ **Observações:** _____

_____

_____

_____

A expressão *rolar no feno* foi inventada há centenas de anos por, imaginamos nós, fazendeiros assanhados e pastorinhas atrevidas. Em qualquer fazenda que funcione, o celeiro é um refúgio tranquilo num lugar onde todo o resto, em geral, é extremamente agitado. Admitimos, o cheiro é realmente meio forte. E o feno pinica. Mas não há melhor maneira de entrar em contato com suas raízes rurais. (Ou você prefere ordenhar uma vaca?)

Primeiro, tateie para ver se não há algum forcado escondido ali no meio, então verifique se não está perigosamente perto da janela. Por último, certifique-se de que o fazendeiro não está prestes a encher a caminhonete de feno e levá-los junto.

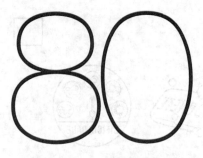

seu quarto de infância

▶ **Data em que realizou:** _____ de _____ de _____

▶ **Lugar:** _____

▶ **Devo repetir a experiência?** Sem dúvida / Talvez / Nunca mais

▶ **O que é necessário:** nada

▶ **Riscos:** oto da namorada de escola provocando crise de ciúmes, irmãos

▶ **Observações:** _____
_____
_____
_____

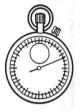

DIFICULDADE

Muitas injustiças podem ser corrigidas com uma única visita a seu quarto de infância. Todas aquelas noites solitárias que você passou, cheio de espinhas na cara, pensando se estava destinado a passar a vida inteira sem transar irão se dissipar por completo assim que vocês dois se embolarem em cima de sua cama de solteiro (com sua coleção de figurinhas ainda escondida ali debaixo). É um momento que o fará sentir-se poderoso, e que será ainda mais emocionante se seus pais estiverem ali por perto, imaginando que você está apenas partilhando com ela seus momentos de nostalgia.

81

mega store

▶ **Data em que realizou:** _____ de _____ de _____

▶ **Lugar:** _____

▶ **Devo repetir a experiência?** Sem dúvida / Talvez / Nunca mais

▶ **O que é necessário:** carteira de sócio

▶ **Riscos:** as moças que distribuem amostras grátis, acidente com a empilhadeira, dia de promoção

▶ **Observações:** _____

_____

_____

_____

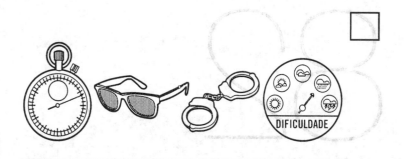

fliperama

Não há nada de especialmente sexy nas mega stores de compras por atacado. Para falar a verdade, elas são bem sem graça. Para muitas pessoas, porém, é o único momento em que veem o/a parceiro/parceira sozinho/sozinha sem as crianças. Às vezes, deixá-las sozinhas durante o dia ou em casa com a avó é o único momento que você pode ter para conseguir um encontro romântico. Porém, os corredores largos, a frenética circulação de clientes e os funcionários que surgem do nada tornam praticamente impossível fazer dentro da loja. É isso que torna a experiência tão emocionante. Preliminares no corredor de pilhas e baterias pode levar a um amasso por entre as prateleiras de embalagens gigantes de ketchup, o que pode levar a sabe-se lá o que mais na área de desembarque de mercadorias. Fique longe das seções em promoção.

Pessoal da limpeza, favor comparecer ao corredor três!

82

fliperama

▶ **Data em que realizou:** _____ de _____ de _____

▶ **Lugar:** _____

▶ **Devo repetir a experiência?** Sem dúvida / Talvez / Nunca mais

▶ **O que é necessário:** moedas, fichas

▶ **Riscos:** roedores raivosos como mascote

▶ **Observações:** _____

_____

_____

_____

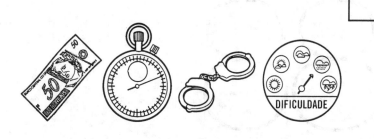

A não ser pelo fato de haver crianças por todo lado, os fliperamas podem ser um lugar ótimo para o sexo. Pense em todos aqueles jogos em que você se senta num carrinho para pilotar e nas cabines de realidade virtual que dão uma relativa privacidade. Manter as hordas de petizes afastadas são outros quinhentos, mas não é impossível. Compre cem fichas e jogue-as no chão. Em seguida, seja breve! Como alternativa, muitas lojas de fliperama têm salas de laser onde a iluminação é fraca e há cantos escuros por toda parte. Trata-se de uma manobra arriscada, e só recomendamos para os casais mais corajosos.

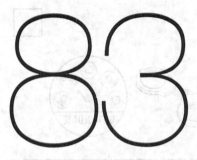

83

casa na árvore

▶ **Data em que realizou:** _____ de _____ de _____

▶ **Lugar:** _____

▶ **Devo repetir a experiência?** Sem dúvida / Talvez / Nunca mais

▶ **O que é necessário:** nada

▶ **Riscos:** farpas, esquilos, casa de marimbondos

▶ **Observações:** _____
_____
_____
_____

Muitas fantasias de infância poderiam ser realizadas se vocês conseguissem entrar na casa da árvore sem que os filhos do vizinho percebessem. Fazer a coisa ali dentro (mesmo que não seja com a Tawny Kitaen e o Rob Lowe) é coisa de sonho adolescente — as revistas de mulher pelada não estão escondidas ali à toa. Uma árvore que fica no quintal de uma casa é visível demais. Procure uma que fique numa mata. Com alguma sorte, você pode até encontrar alguma abandonada. Nesse caso, não dê atenção ao aviso PROIBIDO PARA MENINAS! Mais tarde, você pode procurar seu melhor amigo do sexto ano e contar a ele que você também conseguiu fazer numa casa na árvore. (P.S.: No caso dele, era uma mentira deslavada.)

84

brinquedos da pracinha

▶ **Data em que realizou:** _____ de _____ de _____

▶ **Lugar:** _____

▶ **Devo repetir a experiência?** Sem dúvida / Talvez / Nunca mais

▶ **O que é necessário:** nada

▶ **Riscos:** joelho esfolado, pais nada contentes

▶ **Observações:** _____

_____

_____

_____

Ok, nós entendemos que sexo nos brinquedos da pracinha pode parecer meio inadequado. E não estamos defendendo que você o faça quando houver crianças brincando por perto. Mas, quando a gurizada estiver longe, por que não experimentar a gangorra? Teste seu equilíbrio. Veja quantas posições vocês conseguem fazer antes da prancha pender para o outro lado. O carrossel pode ser divertido para quem gosta de misturar sexo com tontura. Mas, sério, em se tratando de brincar numa pracinha, o bom mesmo é o balanço. Eles dão equipamentos sexuais tão bons que as empresas fazem balanços especiais para uso doméstico (embora não façamos ideia de como vocês iriam explicar isso aos sogrões, sobretudo se não tiverem filhos).

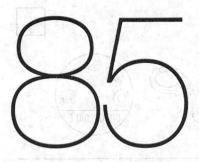

montanha-russa

▶ **Data em que realizou:** _____ de _____ de _____

▶ **Lugar:** _____

▶ **Devo repetir a experiência?** Sem dúvida / Talvez / Nunca mais

▶ **O que é necessário:** nada

▶ **Riscos:** medo de altura, enjoo

▶ **Observações:** _____
_____
_____
_____

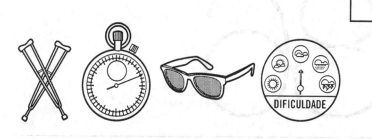

Falando sério, além dos astronautas, quantas pessoas podem se gabar de já ter feito sexo de cabeça para baixo? Uma montanha-russa pode resolver isso. E, embora a gente entenda que as coisas podem fugir ao controle, resista à tentação de destravar a barra de segurança. Acha que é impossível? Alugue *Medo*, com Mark Wahlberg e Reese Witherspoon e veja o que os dois fazem numa montanha-russa ao som de "Wild Horses", do U2. Você vai estar pronto para o loop duplo logo em seguida. Essa coisa querendo sair pela garganta? É o seu coração? Ou o cachorro-quente e a batata-frita com queijo querendo fazer o caminho inverso? Você vai descobrir em breve.

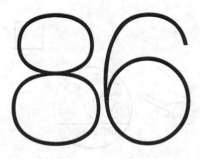

labirinto no milharal

▶ **Data em que realizou:** _____ de _____ de _____

▶ **Lugar:** _____

▶ **Devo repetir a experiência?** Sem dúvida / Talvez / Nunca mais

▶ **O que é necessário:** nada

▶ **Riscos:** pesticidas, crianças perdidas

▶ **Observações:** _____
_____
_____
_____

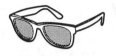

Hoje em dia, parece que todo fazendeiro quer superar o fazendeiro vizinho criando labirintos mais elaborados no milharal quando chega a estação em que as plantas já estão bem altas. Eles montam labirintos dos quais pode levar *horas* para encontrar a saída. Temos duas sugestões a fazer: primeira, se vocês tiverem filhos e quiserem um tempo para ficar sossegados, façam-nos entrar sozinhos no labirinto (levando bastante água para beber). Assim, terá tempo mais que suficiente para voltar correndo para o carro para uma diversão adulta e ainda sobrarão alguns minutos para dar uma olhada na feirinha da fazenda depois.

Se você estiver realmente decidido a fazer no labirinto, lembre-se de que muitas vezes há plataformas de visualização em nível mais alto, por isso vão precisar de alguma proteção. Compre alguns pés de milho antes de entrar. Quando encontrar um trecho interessante para o ato, ponha pés de milho enfileirados na frente para protegê-los como um escudo, e ninguém irá incomodá-los.

87

roda-gigante

▶ **Data em que realizou:** _____ de _____ de _____

▶ **Lugar:** _____

▶ **Devo repetir a experiência?** Sem dúvida / Talvez / Nunca mais

▶ **O que é necessário:** ingresso, cobertor ou suéter

▶ **Riscos:** se vocês conseguem ver quem está nas gôndolas ao lado, eles conseguem ver vocês

▶ **Observações:** _____

_____

_____

_____

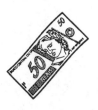 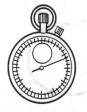

Perdoe-nos o trocadilho, mas, para conseguir realizar essa, você não precisa reinventar a roda. Vocês já estão balançando suavemente, sozinhos, suspensos a 20m de altura, numa fria noite de inverno. E, se tiverem sorte, vão ficar presos no ponto mais alto enquanto o funcionário tenta consertar (ter dado vintão para ele antes pode assegurar essa colher de chá). Ponha um suéter ou algo para cobrir o colo e aproveite a paisagem... e um ao outro. Pode não ser a mesma vista de quem tem milhagem sobrando numa companhia aérea, mas será fascinante do mesmo jeito.

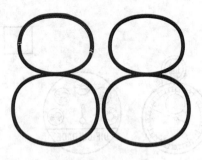

balsa

▶ **Data em que realizou:** _____ de _____ de _____

▶ **Lugar:** _____

▶ **Devo repetir a experiência?** Sem dúvida / Talvez / Nunca mais

▶ **O que é necessário:** Dramin

▶ **Riscos:** enjoo, capitão abelhudo

▶ **Observações:** _____
_____
_____
_____

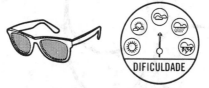

O suave balançar da embarcação é um convite erótico que começa assim que entramos a bordo. Muitas balsas funcionam perto de ilhas e cenários turísticos, por isso trata-se do modo perfeito de dar o pontapé inicial em suas férias de verão.

Dependendo da balsa, você pode ficar no carro ou sair e dar um passeio pelas imediações. A travessia de algumas dura apenas três minutos, mas ainda é possível dar uma rapidinha no carro. Não deixe de pagar adiantado; desse modo, o fiscal de bilhetes não irá nem olhar para o seu lado. Você fica livre para cuidar do que interessa. Outras travessias duram horas. É o equivalente a alugar um quarto de hotel para uma estada curta. Ninguém vai ligar se você ficar no carro. Abra as janelas, aproveite a maresia e realize suas fantasias marinhas. Ou finja que está no *Titanic* e é você e o Leonardo no banco de trás do calhambeque. Mas e se você estiver, de verdade, dentro de um carro grande? Dê asas à imaginação.

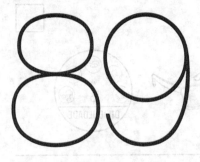

carruagem no central park

▶ **Data em que realizou:** _____ de _____ de _____

▶ **Lugar:** _____

▶ **Devo repetir a experiência?** Sem dúvida / Talvez / Nunca mais

▶ **O que é necessário:** nada

▶ **Riscos:** buracos no asfalto, cavalo com gases

▶ **Observações:** _____

_____

_____

_____

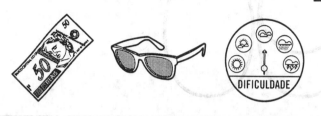

Tentamos ser bem pouco específicos ao montar nossa lista de 101 lugares para que você pudesse completar cada desafio independentemente do lugar onde estivesse. Mas existem alguns poucos lugares de simbologia tão forte, nos quais é tão incrivelmente necessário fazer sexo, que sentimos que não poderíamos deixá-los de fora. Passear numa carruagem é basicamente coisa de turista. Aliás, não conhecemos ninguém que já tenha andado em uma. Mas temos certeza de que muitos turistas já encontraram um jeito de *realmente* aproveitar o passeio. Vocês dois estão ali, juntinhos num espaçoso banco de couro, com o cocheiro *bem* lá na frente. Se for no inverno, há uma manta cobrindo suas pernas. Quando estiverem avançando com o barulho característico das ferraduras no asfalto em volta do parque, veja quantos pontos turísticos de Nova York você consegue identificar: o Pierre à esquerda, o Dakota logo ali, o Empire State Building mais ao sul...

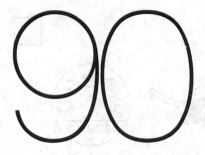

telhado/ terraço

▶ **Data em que realizou:** _____ de _____ de _____

▶ **Lugar:** _____

▶ **Devo repetir a experiência?** Sem dúvida / Talvez / Nunca mais

▶ **O que é necessário:** a chave de acesso ao telhado/terraço

▶ **Riscos:** garrafas quebradas, "restos" dos encontros de outros amantes

▶ **Observações:** _____

_____

_____

_____

Apenas para deixar claro, quando dizemos telhado/terraço, estamos nos referindo às grandes cidades. Há muito pouco atrativo em fazer isso nos telhados inclinados das casas. Há pouco, lemos sobre um jovem casal encontrado nu perto de uma dessas casas. Eles estavam transando num telhado inclinado e caíram de lá. Pratiquem sexo seguro... numa superfície plana.

Estamos pensando mais em algo como *West Side Story*, uma atmosfera mais "selva de pedra". Existe toda uma magia nesses encontros no topo de um edifício. Milhões de pessoas à sua volta, porém fora do campo de visão, o céu inteiro acima de vocês, o ar cálido do verão — esses terraços são verdadeiros oásis urbanos. Mas procure saber antes se os demais moradores do prédio não acham a mesma coisa.

91

caiaque

▶ **Data em que realizou:** _____ de _____ de _____

▶ **Lugar:** _____

▶ **Devo repetir a experiência?** Sem dúvida / Talvez / Nunca mais

▶ **O que é necessário:** toalhas secas, roupa de banho

▶ **Riscos:** água-viva

▶ **Observações:** _____

_____

_____

_____

Às vezes, o problema não é o destino final, mas o caminho a ser percorrido. Digamos que você está num caiaque para duas pessoas e tem a impressão de que está remando há horas num dia quente de verão. Está no meio de um lago, represa, baía ou seja lá o que for. Qual é a pior coisa que pode acontecer se você tentar fazer sexo no caiaque? Ele virar, vocês se molharem, treparem novamente nele e remarem de volta. Porém, se conseguirem ir até o fim, seus amigos vão falar da façanha por muito tempo. Esse é um risco/prêmio com o qual todos podem arcar.

Os caiaques, na verdade, são projetados para aguentar bastante agitação antes de virar. Alguns têm uma entrada para você se meter lá dentro, mas caiaques de mar aberto foram feitos para a pessoa se sentar em cima dele, ou seja, é algo mais parecido com uma sela. Tentar enlaçar o/a parceiro/parceira sem virá-lo/la é uma aventura à parte.

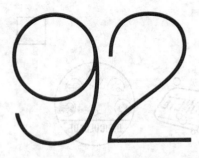

biblioteca

▶ **Data em que realizou:** _____ de _____ de _____

▶ **Lugar:** _____

▶ **Devo repetir a experiência?** Sem dúvida / Talvez / Nunca mais

▶ **O que é necessário:** cartão de sócio

▶ **Riscos:** bibliotecários

▶ **Observações:** _____
_____
_____

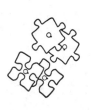 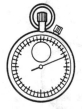

Pouco depois que Johannes Gutenberg inventou a imprensa, algum outro sujeito, anônimo, mas igualmente brilhante, inventou o sexo por entre as estantes de livros das bibliotecas. Recomendável sobretudo nas bibliotecas das universidades (em vez de na biblioteca municipal de sua cidade, onde, se você for pego, estará proibido de voltar para sempre), as especificidades ficam ao gosto dos interessados. Sozinho há horas? Cansado de estudar química? Este é mais um raro momento em que é aceitável fazer justiça com as próprias mãos. Acaba de bater o olho num daqueles cubículos com escrivaninha para estudos privados, e está vazio? Faça bom uso dele com seu colega de estudos. Sexo na biblioteca é parecido com sexo em Las Vegas — o que acontece ali, morre ali. Garota sexy e inteligente? Ok. Amasso unissex? Tudo bem. Professor com aluna? *Oh yeah!* Evite áreas de grande circulação como a seção de Direito e onde estão guardados volumes de Marsha Normandy e Joseph St. James.

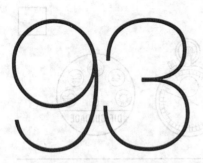

camarote de ópera

▶ **Data em que realizou:** _____ de _____ de _____

▶ **Lugar:** _____

▶ **Devo repetir a experiência?** Sem dúvida / Talvez / Nunca mais

▶ **O que é necessário:** traje de gala

▶ **Riscos:** os binóculos de ópera dos outros espectadores, orgasmos líricos

▶ **Observações:** _____

_____

_____

_____

Se você já assistiu a *Feitiço da lua* ou a *Uma linda mulher*, sabe que a ópera pode ser uma experiência transformadora, comovente e um tremendo estimulante. Toda ópera (mesmo que você não entenda uma única palavra) fala de paixão, traição, desejo. A música é belíssima, mas, sejamos honestos, um pouco mais demorada do que deveria. Que melhor forma de se exibir para sua culta parceira do que comprar dois ingressos para um camarote privado num grande teatro? É preciso vestir-se com o traje de gala, vocês ficam praticamente sozinhos num local apertado e ninguém consegue ver o que estão fazendo ali em cima. Conclua quando a diva soltar a voz.

94

rede

▶ **Data em que realizou:** _____ de _____ de _____

▶ **Lugar:** _____

▶ **Devo repetir a experiência?** Sem dúvida / Talvez / Nunca mais

▶ **O que é necessário:** protetor solar

▶ **Riscos:** queimadura pela fricção nos fios, mosquitos

▶ **Observações:** _____

_____

_____

_____

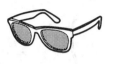

As redes fazem pensar nos dias preguiçosos de verão, um drinque colorido com guarda-chuva de papel e um dia de folga. Também deveriam evocar seu cenário favorito para uma transa. Elas foram feitas para aguentar bastante peso. Por isso, se forem penduradas corretamente, não tocarão o chão quando os dois subirem numa rede juntos. Elas assumem a forma de seu corpo e... balançam! O que mais você quer? Sexo na rede é praticamente obrigatório quando se passa férias no Caribe, por isso escolha com todo o cuidado um roteiro que não seja tão visado e vá fazer um passeio à luz do luar após o jantar. Todos os prazeres do sexo na praia sem a areia no calção ou biquíni. (A não ser, é claro, que vocês balancem com tanto entusiasmo que acabem sendo arremessados dali!)

95

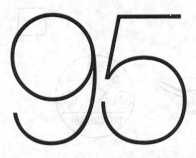

estufa

▶ **Data em que realizou:** _____ de _____ de _____

▶ **Lugar:** _____

▶ **Devo repetir a experiência?** Sem dúvida / Talvez / Nunca mais

▶ **O que é necessário:** nada

▶ **Riscos:** pólen, picada de abelha

▶ **Observações:** _____

_____

_____

_____

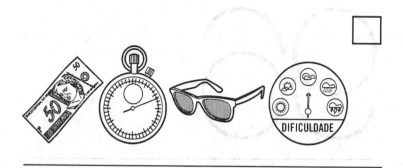

Sem dinheiro para passar as férias no Caribe? Medo de avião? Então a estufa é o lugar perfeito para você. Faça uma visita à estufa mais próxima e peça para ver as orquídeas raras. Ali, na estufa, você estará cercado por uma flora exuberante com 90 por cento de umidade relativa do ar. Leve seu iPod carregado com Jimmy Buffett e Bob Marley. Se for possível levar mojitos com discrição, o cenário estará completo. Quando a funcionária que vende as plantas perguntar por que você está estendendo uma manta e usando roupa de banho, diga a ela que vocês precisam ficar sozinhos com as orquídeas durante um tempo para ver qual delas irá realmente conversar com vocês.

96

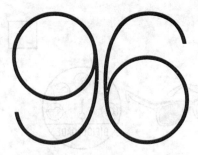

trem

▶ **Data em que realizou:** _____ de _____ de _____

▶ **Lugar:** _____

▶ **Devo repetir a experiência?** Sem dúvida / Talvez / Nunca mais

▶ **O que é necessário:** bilhete

▶ **Riscos:** maquinista delato

▶ **Observações:** _____
_____
_____
_____

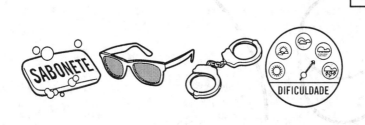

Existem muitas variações de sexo no trem. A principal delas é no vagão-dormitório, que não é tão simples quanto aparenta. Os leitos nesses trens, em geral, são estreitíssimos e, na verdade, não acomodam duas pessoas. Pegue o ponto mais próximo da parede. Se o trem sacudir, um dos dois pode acabar sendo arremessado pra fora. Que não seja você. Sexo num trem metropolitano pode ser divertido após o trabalho, mas há o problema da privacidade. É claro, você pode entrar furtivamente no banheiro do trem, mas eles não são dos lugares mais limpos e atraentes. Nossa sugestão: tente o vagão de serviço, o último do trem.

97

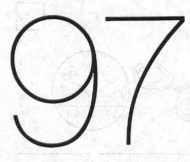

carrossel

▶ **Data em que realizou:** _____ de _____ de _____

▶ **Lugar:** _____

▶ **Devo repetir a experiência?** Sem dúvida / Talvez / Nunca mais

▶ **O que é necessário:** pegar no mastro

▶ **Riscos:** tontura

▶ **Observações:** _____
_____
_____
_____

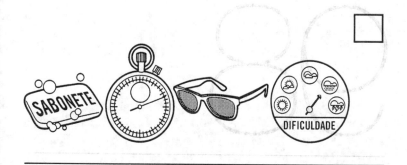

É *pole dancing* misturado com acrobacia. Se possível, dê um jeito de andar num carrossel vazio (e essa é uma situação em que uma graninha extra pode fazer toda a diferença). Encontre um cavalo mais perto do centro e tente, bem, trepar na barra enquanto seu companheiro a aplaude sentado no cavalo seguinte. Para iniciantes tímidos, há alguns lugares para sentar durante o passeio que ficam paradinhos. Sempre achamos que só paspalhos e medrosos se sentavam nesses, mas talvez eles soubessem de algo que nós não sabíamos. Pule para dentro e que comece a diversão!

98

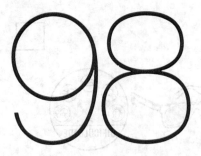

ponte

▶ **Data em que realizou:** _____ de _____ de _____

▶ **Lugar:** _____

▶ **Devo repetir a experiência?** Sem dúvida / Talvez / Nunca mais

▶ **O que é necessário:** elástico de bungee jump (para deixar mais excitante)

▶ **Riscos:** peixe-voador, carros

▶ **Observações:** _____
_____
_____
_____

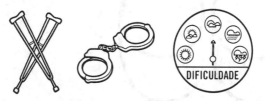

Uma ponte é um lugar fabuloso para esse fim. É emocionante, e também mais seguro do que, digamos, um penhasco. E há todo tipo de ponte que pode ser usada: pontes suspensas, pontes sobre a água, pontes de pedra. Embora praticamente todo tipo de ponte ofereça suas possibilidades, o romântico que existe em nós prefere a ponte coberta. Você pode até mesmo planejar uma viagem de carro pelo campo com base no número de pontes sobre as quais já fez sexo. (Batize-a de "tour da ponte coberta".) As possibilidade são infinitas.

Algumas palavras de cautela: não tente subir em nada para ficar numa posição mais favorável. Não se debruce demais. Não fique completamente nu numa ponte de grande porte e grande movimento. Nunca. Pode até dar mais certo se vocês se fizerem passar por ciclistas que estão simplesmente passeando por ali (embora aquelas bermudas de lycra não facilitem muito o acesso).

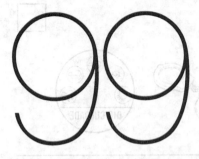

reunião da antiga turma da escola

▶ **Data em que realizou:** _____ de _____ de _____

▶ **Lugar:** _____

▶ **Devo repetir a experiência?** Sem dúvida / Talvez / Nunca mais

▶ **O que é necessário:** diploma de conclusão do ensino médio

▶ **Riscos:** mullet no álbum de fotos — não era sexy naquela época, não é sexy hoje

▶ **Observações:** _____

_____

_____

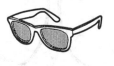

Não transou na noite de formatura? Nós também não! Eis aí a chance de consertar essa injustiça.

Se você já está casado ou tem um relacionamento, a estratégia não tem muito como dar errado. Primeiro, lembre-se de que vocês têm a noite inteira. Não abrevie as atividades comemorativas em sua pressa de realizar o número 99 e eliminá-lo da lista. Misture-se à vontade com seus ex-colegas de classe e ponha o papo em dia com antigos amigos. Mas não ignore aqueles que transformaram sua adolescência num verdadeiro inferno. Apresente seu parceiro/parceira a eles e saboreie a cara que fazem tentando entender como você conseguiu arranjar um/uma namorada/namorado tão interessante assim. Despeça-se, prometa manter contato, então arrume um quarto no segundo andar e faça amorzinho gostoso a noite inteira enquanto toda a sua turma de ex-colegas dança as músicas cafonas da época de escola.

E se você for solteiro/solteira, não se desespere. Nunca, jamais, subestime o poder do sexo nostálgico. Procure a sua paixãozinha platônica do segundo ano, ofereça alguns drinques e, antes de bater a meia-noite, ambos serão dois adolescentes de 16 anos cheios de amor para dar outra vez.

Dica: Esta é para ser realizada antes do vigésimo encontro da sua turma de ensino médio. Queda de cabelo, meia-idade e a força da gravidade — tudo só vai piorando depois disso.

100

pátio da faculdade

▶ **Data em que realizou:** _____ de _____ de _____

▶ **Lugar:** _____

▶ **Devo repetir a experiência?** Sem dúvida / Talvez / Nunca mais

▶ **O que é necessário:** matrícula

▶ **Riscos:** os alunos

▶ **Observações:** _____

_____

_____

_____

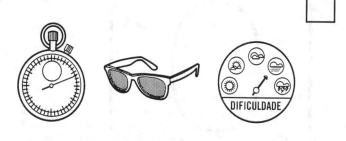

Se a expressão *arroubos da juventude* estivesse no dicionário, este item apareceria bem no topo do verbete. Você tem quatro anos para dar o feito por realizado, mas sugerimos adiá-lo o máximo possível. Porque provavelmente vocês serão flagrados por algum estudante e, em questão de minutos, só se falará de sua pequena ousadia no Facebook.

Por isso, tente fazer no pátio da faculdade imediatamente após a formatura, e assim a humilhação só irá durar o tempo que você levar para recolher suas coisas do quarto da república. E não demore. Se você for mulher, pense em oferecer sexo oral. Os dois poderão se gabar da história (ou, esperamos que não, talvez fazer jus ao trote que receberam quando entraram na faculdade), mas, pelo menos, quando a segurança do *campus* der o flagra, não será você que estará sem roupa.

Se seus dias de faculdade já ficaram lá atrás, ainda lhe restam opções. As reuniões de ex-colegas de turma são uma excelente desculpa para oferecer a seu/sua parceiro/parceira um tour particular mostrando todos os lugares dos quais você mais gostava no *campus*. Ou matricule-se num curso noturno numa faculdade qualquer. Por que você acha que eles chamam isso de "educação para adultos"?

101?

▶ **Data em que realizou:** _____ de _____de _____

▶ **Lugar:** _____

▶ **Devo repetir a experiência?** Sem dúvida / Talvez / Nunca mais

▶ **O que é necessário:** sua imaginação

▶ **Riscos:** _____

▶ **Observações:** _____

_____

_____

_____

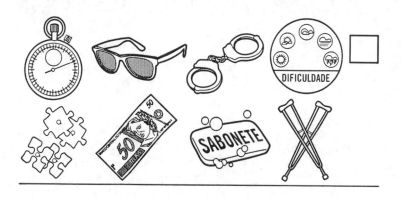

Esperamos que os primeiros 100 lugares tenham sido uma boa fonte de inspiração de novas ideias. Torcemos para que vocês não tenham sido flagrados e que nada de mal tenha acontecido a ninguém. Para os leitores que já estão juntos há algum tempo, esperamos ter ajudado a despertar algumas centelhas no relacionamento. Para os casais recentes, supomos que deram conta dos primeiros vinte e poucos rapidinho. Agora que você chegou até o final do livro praticando, estamos dando a oportunidade de inventar você mesmo o número 101. O que deixamos de fora? Somos todos ouvidos em marshaandjoseph@gmail.com.

Este livro foi composto na tipologia TradeGothic,
em corpo 9/15 e impresso em papel offset 56g/m²
no Sistema Cameron da Divisão Gráfica
da Distribuidora Record.